Don't Let Your Emotions Run Your Life for Teens

Dialectical Behavior Therapy Skills for Helping You Manage Mood Swings,
Control Angry Outbursts, and Get along with Others

ティーンのための
マインドフルネス・
ワークブック

Sheri Van Dijk, MSW
シェリ・ヴァン・ダイク=著
家接哲次=監訳　間藤 萌=訳

Ψ
金剛出版

Don't Let Your Emotions Run Your Life for Teens :
Dialectical Behavior Therapy Skills for Helping You Manage Mood Swings,
Control Angry Outbursts, and Get along with Others
Sheri Van Dijk, MSW

Copyright © 2011 by Sheri Van Dijk, MSW and New Harbinger Publications,
5674 Shattuck Avenue, Oakland, CA 94609
Japanese translation rights arranged with New Harbinger Publications
through Japan UNI Agency, Inc., Tokyo.

序　文

　あなたは最近，悲しい気持ちになることが多かったり，大切な人にきついことを言ったりしたことはありませんか？　以前よりも不安になったりイライラしたりすることが多いと感じていませんか？　あなたがこの本を手に取ったのは，何か理由があるからだと思います。もしあなたが感情の問題を抱えているとしたら，この本はきっと役立つでしょう。この本の主な目的は，感情に支配されて後悔するような行動を取らずにすむように，感情の上手な扱い方を学ぶことです。

　それでは，自分の感情を上手に扱うとはどういうことでしょうか？　私たちは，感情というものをもっています。感情は人間にとってなくてはならないものであり，もし取り除くことが可能だとしても，おそらく誰もそうしようとは思わないでしょう。感情の扱い方を学ぶというのは，感情に振り回されて自分や他人を傷つけたりしないように，まず自分の感情に気がつき，そしてどう向き合うべきかを知ることです。それは，苦しみや悲しみといった辛い感情を避けるのではなく，向き合えるようになることを意味します。

　今，あなたは自分の感情とどのように向き合っていますか？　自分の心に素直になっていますか？　葛藤したり避けたりしていませんか？　お酒や薬物の力を借りて逃げようとしていませんか？　辛さのあまり，大切な人や周りの人たちに暴言を吐いたりしていませんか？　逆に，明るく振る舞って，本当は傷ついていることを隠していませんか？

　これまでさまざまな方法を使って，自分の感情を無視したり，なんとか整理しようとしたりしても，うまくいかなかったのではないでしょうか。そうでなければ，今この本を読んでいないはずです。

　この本では，自分の感情と健全に付き合うために必要なスキルを紹介していきます。感情とうまく付き合うことができれば，精神的に楽になり，人間関係もよりスムーズになります。そして，より健康で幸せに生きられるようになるのです。

　この本で紹介する弁証法的行動療法（DBT：Dialectical Behavior Therapy）は，ワシントン州シアトルの心理学者マーシャ・リネハン博士によって開発されました（Linehan, 1993）。リネハン博士は，**感情調整不全**と呼ばれる，感情のコントロールが苦手な人たちを助けるために，この治療法を発展させました。こうした感情の問題を抱える人たちは，自傷行為を行うことがあります。また，薬物やアルコール依存，万引き，ギャンブル，複数の相手との無防備な性交渉など，日常生活を悪化させるような行動を取る傾向がありま

す。また，感情のコントロールが利かなくなって，人間関係でも問題を起こし，混沌とした人生を送る人が多いのです。もしあなたが感情をコントロールするのが苦手なら，学校，職場，社会生活のなかで大きな問題を引き起こしてしまうかもしれません。

この本では，より健全で穏やかな人生を送るために必要な弁証法的行動療法のスキルを学ぶことができます。このスキルは次の4つに分けられます。**マインドフルネス**は，自己理解を深め，さまざまな状況において感情や行動をコントロールできるようにします。**感情調整**は，自分の感情を上手に扱うための重要な情報を教え，人生においてポジティブな感情を増やしていきます。**心の痛み耐性**は，飲酒，否認，怒りなどに駆られた行動で事態を悪化させずに，困難を乗り越えさせてくれます。**対人有効性**は，他人との健全な関わりを促します。

さて，この本を読み進める前に自分自身を今一度じっくり見つめ，自分のどこを変える必要があるかを考えてみましょう。下記は，弁証法的行動療法の4つのスキルに対応した行動リストです。自分に当てはまると思うものをチェックしてみましょう。もし特定のセクションに多くのチェックがついたら，それがあなたが取り組むべきスキルです。

マインドフルネスが必要な人

- ☐ あまり考えずに行動や発言をして，後悔することがよくある。
- ☐ 自分の好みや意見，そして自分自身のことがよくわかっていない。
- ☐ 人と違うことを避けようとして，自分の意見を曲げてでも他人の意見に同調することがよくある。
- ☐ 訳もなく不機嫌になったり，イライラしたりすることがよくある。
- ☐ 自分や他人に不満をもつことがよくある。
- ☐ 不快なことはできるだけ避けようとする。
- ☐ 「こんなはずじゃない」「不公平だ」「それは間違っている」などの言葉をよく使う。

感情調整が必要な人

- ☐ 必要以上に眠る，頻繁に友人と騒ぐ，ゲームに没頭するなどして，自分の感情と向き合うのを避ける。
- ☐ 感情に向き合うのが怖くて，なんとか避けようとする。
- ☐ 人生をネガティブに考えがちである。
- ☐ 現在，定期的に楽しめる活動がない。日頃から活動的ではない。

序　文

☐ 短期的または長期的な目標がない。1年後・2年後・5年後に自分はどうしていたいのかを考えないようにしている。

☐ これまでの人生で，楽しい出来事や状況があまりなかった。

心の痛み耐性が必要な人

☐ 過去のネガティブなことについて，くよくよ考える癖がある。

☐ 過去を悔やんだり将来を心配したりして，辛くなることがよくある。

☐ リラックスしたり楽しんだりする時間がなく，自分の欲求を無視しがちである。

☐ 困難に直面した際，アルコールや薬物に頼ったり周りの人に暴言を吐いたりして，状況を悪化させることがよくある。

☐ 辛い感情に巻き込まれて不適切な行動をするため，友人を失ったり家族に迷惑をかけたりすることがよくある。

対人有効性が必要な人

☐ 自分は相手より多くギブ（もしくはテイク）していると感じることが多い。

☐ 誰かに利用されていると感じることが多い。

☐ 関係がこじれると，修復しようとせずに関係を終わらせてしまうことが多い。

☐ 自分の心の準備ができる前に，相手が関係を終わらせてしまうことがよくある。

☐ 自己主張をほとんどせず，相手に合わせることが多い。

☐ 自分の意見を押しつけたり攻撃的になったりしやすい。

☐ 何かに依存している人，警察沙汰を起こす人，自分を傷つけるような人と付き合うことが多い。

チェックが入った項目は，あなたが取り組むべき問題を示しています。すでに取り組んでいるかもしれませんが，さらに改善したいと思うことがあれば下の欄に書き込んでください。

　上の欄に書き込むことで，あなたがより良い人生を送るために取り組むべき課題が見えてきたかもしれません。これから，そのために役立つスキルを学んでいきましょう。

目　次

序　文 3

第1章｜マインドフルネス 13
自分に気づく

エクササイズ**1**
心のパターンに気づく 17

エクササイズ**2**
マインドフルでないときに湧き上がる辛い感情 19

エクササイズ**3**
マインドフルネスの呼吸 21

エクササイズ**4**
感情のバケツ 26

エクササイズ**5**
感情はどのように体感されるのか？ 28

エクササイズ**6**
身体感覚のマインドフルネス・エクササイズ 30

第2章 | 感情について知るべきこと ——————— 33

エクササイズ**7**
感情に名前をつける 34

エクササイズ**8**
感情の役割 36

エクササイズ**9**
思考？感情？それとも行動？ 42

エクササイズ**10**
思考, 感情, 行動を分類する 44

エクササイズ**11**
思考と感情を観察する 47

第3章 | 暴走しがちな感情をコントロールする ——————— 49

エクササイズ**12**
理性的な心, 感情的な心, 賢い心 52

エクササイズ**13**
いつものパターン 54

エクササイズ**14**
ライフスタイルを変えると感情をコントロールできる 59

エクササイズ**15**
より効果的であるために 64

エクササイズ**16**
衝動と反対の行動を取る 68

第4章 心の痛みを和らげる ——————— 71

エクササイズ **17**
断定的vs非断定的 73

エクササイズ **18**
炎に薪をくべる 75

エクササイズ **19**
断定的から非断定的へ 79

エクササイズ **20**
自分を尊重できるか否か？ 82

エクササイズ **21**
感情に関してどのようなメッセージを受けてきたか？ 85

エクササイズ **22**
自分を尊重する 87

エクササイズ **23**
現実と闘って何が得られるか？ 89

エクササイズ **24**
現実の受容がどのように役立つか？ 93

エクササイズ **25**
思いやりの瞑想 96

第5章 | 危機を乗り越える ——————————————— 99

エクササイズ26
どうやって対処するのか？ 100

エクササイズ27
気を紛らわせる 104

エクササイズ28
心を落ち着かせる 106

エクササイズ29
危機回避プランを作る 108

第6章 | 気分を改善する ——————————————— 111

エクササイズ30
楽しい活動 113

エクササイズ31
達成感を得るためにできること 117

エクササイズ32
自分の目標を設定する 119

エクササイズ33
ポジティブなことに焦点を当てる 123

エクササイズ34
感情に対してマインドフルになる 126

第7章 | 人間関係を改善する —————————— 129

エクササイズ**35**
現在の人間関係について考える 130

エクササイズ**36**
人間関係を充実させる 134

エクササイズ**37**
あなたのコミュニケーションスタイル 140

エクササイズ**38**
アサーティブネス・スキルを振り返る 146

エクササイズ**39**
アサーティブネスの練習 149

第8章 | まとめ —————————————— 151
これまで学んできたこと

エクササイズ**40**
自己評価 152

エクササイズ**41**
強情なときと意欲的なとき 157

答え 161
さらに学びたい人のための文献リスト 162
参考文献 164
監訳者あとがき（家接哲次）....... 165

Mindfulness:
Learning Self-Awareness

chapter 1

第1章 | マインドフルネス
自分に気づく

マインドフルネスは，これまで慣れ親しんできたのとはまったく違う方法で，自分の人生を送ることです。マインドフルネスとは，今この瞬間自分がしていることに細心の注意を向け，もし注意が散漫になればそのことに気づき，再び自分に注意を戻すことです。たとえば，あなたが今たまたま何かに気を取られているとしましょう。それは頭に浮かんだ考え，突然襲ってきた感情，あるいは雑念みたいなものかもしれません。マインドフルネスは，それらを評価せずにただ受け入れていきます。

今までに，どうしても集中できなかったり，極度にイライラしたりする経験はありませんでしたか？　たとえば，宿題をしているときにそばで兄弟がはしゃぎ回って騒がしいとか，友達に電話しようと思っているときに，両親から学校でのことをしつこく聞かれ邪魔されたことはないでしょうか？　たしかに気晴らしは人生の一部ですが，そのせいで不都合が生じることもあります。さらに，度が過ぎると自分の感情をコントロールできなくなることもあります。

マインドフルネスは，こうした日常のさまざまな場面でとても役立つスキルです。集中力や記憶力が高まり，自分自身の理解が深まります。また，ストレスが減り，健康になり，良い睡眠が取れるようになります。さらには，不安，怒り，落ち込みといった感情の問題を抱えた人にも役立ちます。

この本では，マインドフルネスを使って感情を上手に扱っていくことに焦点を当てていきます。マインドフルネスを用いれば，自分自身や感情をコントロールすることができ，衝動的に反応するのではなく，より状況に応じた行動を選択できるようになるでしょう。

13

マインドフルネスと思考

　あなたは自分が日頃何を考えているのか実はよくわかっていない，と言われると不思議に思うかもしれませんが，この点について少し考えてみましょう。「今，何を考えていましたか？」と誰かに聞かれて，自分でもよくわからなかった経験はありませんか？　本を読んだりテレビを観たりしている最中に，何か別のところに注意が行ってしまい，気づいたら本やテレビ番組の流れがまったくわからなくなっていたことはありませんか？　私たちが自分の考えていることに注意を集中できていることはまれなのです。たいていの場合，心は勝手にさまよってしまいますが，私たちはそのことにあまり気を留めておらず，心をコントロールしようともしていません。実はこのことが問題を引き起こすのです。

　突然ですが，あなたが学校で授業を受けている状況を想像してみてください。先生の話になかなか集中できないあなたは，お弁当を一緒に食べる人のこと，昨日親友と喧嘩したこと，週末の予定などに思いをめぐらせています。あなたの思考は転々とし，もしかしたら，卒業後の自分について空想をめぐらせているかもしれません。頭のなかでは，つまらない教室を飛び出し，就職して一人暮らしを始めることも可能です。このように心がさまよっていることに気がつかず，次の試験についての先生の指示を聞き逃してしまうかもしれません。

マインドフルネスの大切さ

　私たちは，心の動きに振り回されて生きているのかもしれません。自分の心を自分でコントロールするよりも，自分のほうが心にコントロールされがちです。心は過去と未来の間を頻繁に行ったり来たりして，現在に留まるのはほんの少しの時間だけなのです。

　このような心の性質は，どんな影響を及ぼすでしょうか？　何かに取り組んでいるときに別のことを考えていたら，どうなるでしょうか？　今取り組んでいることに完全に集中できていなければ，もちろん記憶力が落ちるでしょう。また普段よりもミスが多くなるかもしれません。しかし，この本が重視しているのは感情への影響です。あなたの心が現在に留まっていないのであれば，過去か未来のことを考えているはずです。過去や未来に思いを馳せているときは，楽しくなるよりは辛くなることが多いでしょう。心が過去に行くと，自分の失敗，誰かにされた嫌なことについて考え，悲しくなったり，怒ったり，恥ずかしくなったりしがちなのです。同様に，心が未来に行くと，不安な気持ちになりがちです。**不安**には，恐怖，心配，緊張，不快な身体感覚がともないます。たとえば，失敗するのではないかと不安になると，落ち着かなかったり，鼓動が速くなったりするでしょう。

　過去や未来に生きることは，マインドフルネスとは正反対です。マインドフルネスとは，

今この瞬間に意識を向け，受け入れることです。そして，今この瞬間の状態をあるがままにします。言い換えれば，良いか悪いかで評価したりせずに，今ここで取り組んでいることに集中するのです。そして，もし意識がどこかに逸れてしまっても元に戻します。この説明ではピンと来ない人が多いかもしれませんが，この本で少しずつ説明をしていきます。まず最初に，あるエピソードを紹介します。

ジェイコブのエピソード

　ジェイコブは，友人宅でのパーティーに誘われていました。最初は誘われたことが嬉しくてパーティーを楽しみにしていましたが，その日が近づくにつれてパーティーのことが心配になりはじめました。ジェイコブは以前参加したパーティーで笑い者にされたことを思い出したからです。そして，次のパーティーも前回みたいにならないだろうかと心配になり，行くのが怖くなってしまいました。

　結局ジェイコブはパーティーに参加しましたが，前回のようなことが起きてまたバカにされるのではないかとずっと心配していました。過去にとらわれ，未来について心配しすぎて，今起きていることを味わうことができず，多くの楽しみを見落としてしまったのです。

　今この瞬間は幸せに満ち溢れて素晴らしくないかもしれませんが，こんなふうに考えてみてはどうでしょうか。もしあなたが今を意識して生活をしているのなら，今この瞬間，実際に起こっていることだけに向き合っています。たとえ今に生きていないとしても，今起きていることに向き合っていかなければなりませんし，同時に，過去や未来について考えるときに湧き上がってくる感情も扱っていかなければなりません。これでは一度に3つの現実の間を行ったり来たりするため非常に疲れるはずです。

　マインドフルネスを用いれば，自分の感情に気づき，それを受け入れ，その瞬間に起きていることに焦点を当てることができます。もしジェイコブがマインドフルネスの練習をしてパーティーに参加していたら，次のような展開になっていたでしょう。

　ジェイコブは，友人宅でのパーティーに誘われていました。最初は誘われたことが嬉しくてパーティーを楽しみにしていましたが，その日が近づくにつれてパーティーのことが心配になりはじめました。ジェイコブは以前参加したパーティーで笑い者にされ，恥ずかしかったことを思い出したからです。そして，近々開かれるパーティーも前回みたいにならないだろうかと心配になり，行くのが怖くなってしまいました。

　ジェイコブは不安を自覚しながらもパーティーに出かけ，ずっとマインドフルでいることを心がけました。瞬間瞬間を意識し，受け入れていきました。前回のようなことが起こり，またバカにされたりしないかという不安に襲われても，それに気づき，すぐに目の前のパーティーに意識を引き戻しました。ジェイコブは「僕は今，不安になっていて，手のひらが汗

ばんで，鼓動が速くなっていることに気がついている」と自分に言い聞かせ，それから大きく深呼吸し，意識を今の出来事へと引き戻しました。

　最初，ジェイコブにとってマインドフルに過ごすことは非常に難しいようでしたが，時間が経つにつれ，意識がさまよう時間が少なくなり，その瞬間その場で起こっていることを純粋に楽しんだり，リラックスできたりするようになりました。

　マインドフルネスはさまざまな場面でとても役立ちますが，初めて学ぼうとする人にとっては難しいかもしれません。ジェイコブのエピソードを読んでおわかりのように，彼は自分の思考やその瞬間の体験を自覚しようとしていました。しかし私たちの多くは，このように意識して行動することに慣れていませんし，それなりの努力を必要とします。そのため，この本ではさまざまなマインドフルネスのエクササイズをしていきます。次に示すエクササイズをやってみることで，マインドフルネスがどのように人生に役立つのかわかってくるかもしれません。

マインドフルネス **1**

エクササイズ

1

心のパターンに気づく

　まず何を改善すべきかを知るためには，現在の自分のパターンや習慣を把握することが大切です。今から数日間，自分の心がどこにさまよいがちかをチェックしてみましょう。過去について考えることが多いのか，それとも未来について考えることが多いのかを含め，気づいたことを何でも書いてみてください。

_____

_____

_____

　ある特定の状況や活動をしているときに心が逸れてしまう，といった傾向はあるでしょうか？　もしそうであれば，どのような状況や活動のときでしょうか？

_____

_____

_____

17

心が今この瞬間から離れるとき，どのような感情が生じますか？　気づいたことを何でも書いてみてください。

マインドフルネス **1**

エクササイズ

2

マインドフルでないときに
湧き上がる辛い感情

　次の 6 つのエピソードを読んでみてください。心が過去や未来に逸れているときは辛い感情が湧き上がりやすいことを念頭に置いて，それぞれの人物がマインドフルである（目の前の出来事を受け入れ，それに注意を向けている）か，マインドフルでない（目の前の出来事を評価し，注意がしっかり向けられていない）かを検討してみましょう。当てはまると思うほうを丸で囲んでください。答えは161ページにあります。

(1) ステイシーは両親とのトラブルを友人に話していました。納得できなかったことを一通り話すと，その友人は，「世の中にはあなたよりも大きな問題を抱えている人が山ほどいるんだから，そんなの早く忘れるべきだよ」と言いました。ステイシーは「あんなことを言うなんて信じられない。本当に傷ついた」と思い，何か言い返してやりたい衝動に駆られている自分に気がついていました。

マインドフル　　マインドフルではない

(2) ケビンは怒りと悲しさを感じながら部屋にこもっていました。さっき友人のトビーが話していたのは自分の悪口だと確信していました。ケビンは，「トビーが僕の悪口を言うなんて信じられない。結局いつもこんなふうに，友人だった連中が僕を批判するようになってしまう。もう信頼できる友人なんてできっこない」と考えました。

マインドフル　　マインドフルではない

19

(3) ジェシカは両親と門限のことで意見が対立していました。彼女は放課後ダンススクールに通うために門限（夜10時）の延長を主張しているのに両親は認めてくれません。彼女はそっぽを向き，「なんだかんだ理由をつけて，結局私のことを信用してくれない。いつも子ども扱いするんだから」と考えました。

マインドフル　　マインドフルではない

(4) マークは教室で，後ろの席の女子2人がずっと私語をしているためとてもイライラしていました。彼は「おしゃべりがうるさくて全然集中できない」とだんだん腹が立ってきましたが，そのことをしっかりと自覚していました。

マインドフル　　マインドフルではない

(5) サラは学校の友達と一緒にパーティーに行きました。友達はみんなでおしゃべりをして楽しく過ごしていましたが，サラはリビングで1人テレビを観ながら，孤独を感じていました。彼女は「私はパーティーに来るといつも緊張するけど，他の人たちはくつろいでいるみたい。私の何がいけないんだろう？　どうしてもうまくやっていけない」という気持ちでいっぱいでした。

マインドフル　　マインドフルではない

(6) タイラーはかなり長い間スケートボードのある技を練習していましたが，まだ身につけられていません。百万回近くチャレンジしたのに失敗しつづけています。彼は「僕はこの技をもう長いこと練習している。時々イライラするけど，だんだん完成に近づいてきているのがわかる」と考えました。

マインドフル　　マインドフルではない

マインドフルネス **1**

エクササイズ

3

マインドフルネスの呼吸

　マインドフルな状態についての理解が少しずつ深まってきたところで，実際にマインドフルネスのエクササイズをしてみましょう。今から少しの間，自分の呼吸に焦点を当ててみましょう。呼吸の仕方を変えずに，呼吸がどのように感じられるかに注目してみてください。空気が鼻孔から入り，肺に入ることでお腹が膨らむのを感じてみましょう。呼吸にただひたすら注意を向けましょう。しばらくすると，注意がさまよいはじめることに気がつくと思います。自分がしていることを奇妙に思ったり，一体何の意味があるのだろうと疑問に思ったりするかもしれません。あるいは，何かの音に気を取られたり，お昼は何を食べようかと思いを巡らせたりするかもしれません。何に注意を引かれても，まずそれに注目しましょう。それから，注意が横道に逸れてしまったことで自分を責めたり，考えていた内容を評価したりせずに，注意を呼吸に戻していきましょう。これを約1分間続けた後，次の質問に答えてください。

　呼吸に集中している間，何か気がついたことがありましたか？

_____

_____

_____

_____

21

ずっと呼吸に集中していましたか？ それとも注意がどこかに逸れたりしましたか？ もし逸れていたなら，何を考えていましたか？

_____

_____

_____

_____

意識にのぼってきたことを，すべて受け入れることができましたか？ たとえば，犬の鳴き声に注意が逸れたことに気づいたら，ただそのことを受け入れることができましたか？（「犬の鳴き声が聞こえているなぁ」），それとも評価してしまいましたか？（「あの犬，うるさい！」） 自分の注意が何度も逸れてしまったかもしれませんが，そのことを受け入れることができましたか？（「なかなか集中が続かない！」） それとも自分を責めてしまいましたか？（「自分は，こんなこともうまくできないのか！」） 気づいたことを何でも書いてみましょう。

_____

_____

_____

_____

　注意がどこかに逸れてしまうのは，いたって普通のことです。注意が逸れたことに気がついたら，自分を責めたりせず，呼吸に注意を戻していきましょう。評価と受容については第4章で詳しく説明していきますので，今の時点で理解できなくても心配しないでください。少しずつ理解できるようになります！

　さしあたり，こう考えてみましょう。“お座り”と“待て”を訓練中の子犬を思い浮かべてみてください。子犬をしつける場合，最初のうちはなかなか言うことを聞いてくれないものです。しかし，しばらくすると，数秒間待てるようになります。時間が経つにつれて，指示に従って待つことがどんどんできるようになっていきます。あなたの心も同じかもしれません。これまで“待て”を練習したことがないのです！ そのため，たった1分の間に何度も何度も注意を引き戻さなければならなかったとしても問題ありません。その子犬が訓練中だとわかっていれば，“待て”ができなくても怒ったりしないでしょう。同じよう

マインドフルネス **1**

に，自分自身に対しても辛抱強く向き合っていきましょう。評価をせずに気づいたことすべてを受け入れ，今この瞬間に注意を戻すことを覚えておいてください。

マインドフルネスとは，自分の注意が逸れてしまったときに，今この瞬間に戻り，そして気がついたことはどんなことでも受け入れます。これは，どんなことに対しても応用できます。もし音楽をマインドフルに聴くのであれば，評価せずに，その音楽をただ聴きます。そして，聴いている曲から注意が離れるたびに注意を戻します。もし部屋の掃除をマインドフルに行うのであれば，1つの作業に焦点を当てます。もし注意がそこから逸れたと気づいたら，自分を責めずに注意を元の作業に戻します。もし部屋を片づけなさいと言ってきた母親に怒りを覚えたら，その感情があることに気がつきましょう。そして作業に注意を戻していきます。

次に，マインドフルに行うことができる活動を紹介します。下記以外で，もしあなたが思いつく活動があれば，空欄に書き込んでみましょう。

読書をする   ペットと遊ぶ

友人と会話をする   雑用をする

テレビや映画を鑑賞する   宿題をする

スケートボードをする   散歩をする

授業に集中する
                                   _____
フェイスブックのプロフィールを
アップデートする   _____

ローラーブレードをする   _____

ダンスをする   _____

もしマインドフルに行えるような活動がなかなか思いつかなかったら，日頃自分が楽しんでいる活動を考えてみましょう。熱中できる活動から始めれば，マインドフルネスの練習が少し簡単に感じられるでしょう。この本の目標は，あなたが人生をよりマインドフルに生きられることです。最初は簡単なところから始めて，徐々にいろいろな活動に適用していきましょう。

23

マインドフルネスと感情

　音楽を聴くことや部屋の掃除が，一体マインドフルネスとどんな関係があるのかと疑問に思うかもしれません。あなたが今このとき（まさに今この瞬間です！）に生きていないならば，辛い感情が湧き上がりやすいことを覚えておきましょう。たとえば，音楽を聴いているときに昔の恋人の記憶がよみがえり，苦い思い出にどっぷりと浸かってしまうかもしれません。過去の出来事について考えると，当時の感情も再体験します。程度の違いはあるかもしれませんが，その感情は過去のものと同じものです。

　辛い感情を引き起こすようなことは現在だけでも十分あるのに，わざわざ過去の出来事を持ち出してくる必要はありません。音楽鑑賞や掃除など目の前のことをマインドフルに行うということは，注意を今この瞬間に戻すということを意味します。そして，これは2つの点で感情のコントロールを促します。まず，マインドフルであれば，過去や未来を思い悩み，辛い感情を抱くことが少なくなります。次に，辛い感情を体験する頻度や激しさが軽減されます。あなたがもっと今に生きられるようになれば（たとえ辛さをともなっても），過去や未来から生じる辛い感情は和らぐでしょう。辛い感情がつねに少なければ，より対処しやすくなります。

　ここで，水でいっぱいになったバケツをイメージしてみましょう。そのバケツの淵まで水が満ちていて，一滴でも水を加えたら溢れてしまいそうです。このバケツがあなたの心を表していると考えてください。

　もしこのバケツが最初から，過去や未来に関連する怒り，悲しみ，恥，不安などの感情でいっぱいの状態だとしたら，ちょっとした感情がそこに加わるだけで溢れてしまいます。感情の溢れ方は人それぞれです。また，同じ人でも時と場合によって異なります。たとえば，部屋を片づけなさいと言う母親にキレてしまうとか，一緒に行く予定だったパーティーを親友が土壇場でキャンセルしたことがきっかけで，自分を無性に傷つけたくなるとか，朝起き上がることもできないくらいに落ち込んでしまうなどが挙げられます。マインドフルネスで，バケツのなかの辛い感情の数や激しさを減らせば，感情をコントロールできるようになることを覚えておいてください。

マインドフルネス 1

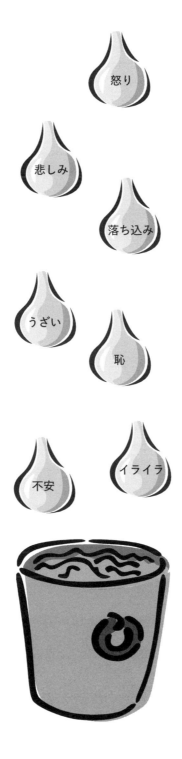

エクササイズ

4

感情のバケツ

　下のバケツを見て，最近のあなたの感情レベルと思われるところに線を引いてみましょう。たとえば，感情の量がとても少ないと思うなら，半分よりも下に線を引きます。もし多いと思うなら，バケツの上のほうに線を引きます。線を引いたら，どんな種類の感情があるか考え，横の空欄に書き込んでみてください。もし感情がどのようなものかわからなければ，第2章を終えた後でこのエクササイズに戻ってきてください。もし今記入できるのであれば，下の質問にも答えてください。

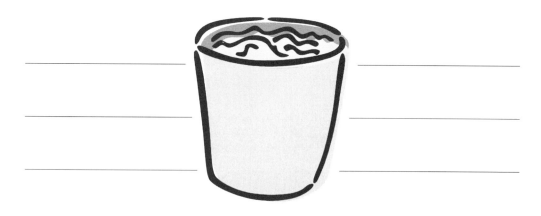

　感情を記入した後，どんな気持ちになりましたか？

_____

_____

マインドフルネス **1**

　自分の感情について何か気づいたことはありましたか？　たとえば，意外に多くの感情を抱いていた（または少なかった），といったことでも結構です。

_____

_____

　自分の感情について，どんなことでも書いてみましょう。たとえば，感情のバケツはすぐに溢れそうでしょうか？　それとも扱いやすいレベルにあるでしょうか？　あなたは普段から自分の感情を意識していますか？　それともあまり気にかけていませんか？

_____

_____

_____

_____

_____

_____

_____

_____

マインドフルネスと身体感覚

　感情はいつも身体感覚と一緒に起こることを知っていましたか？　たとえば，悲しいときは，喉が詰まったり，目が潤んだり，泣きたい衝動に駆られたりします。また腹を立てているときは，顔が赤くなったり，鼓動が速くなったり，筋肉が収縮したりするのを感じるでしょう。

　身体感覚は，自分の感情を知るとても良い指標になります。そのため，身体感覚に対してマインドフルであることは，感情に気がつくうえで大切であり，それが感情のコントロールにつながります。まずは，身体を通して感情に気づけるようになりましょう。

27

エクササイズ

5

感情は
どのように体感されるのか?

　次に示した4つの基本的な感情を，身体ではどのように感じられるかを書き出してみましょう。たとえば，心臓の鼓動が速くなる，身体のある部分が緊張する，特定の筋肉がぎゅっと締まるなどの傾向はありますか？　これらを正確に記述する前に，しっかりと感情を受け止めた経験が必要かもしれません。今の時点で可能な範囲で書き出し，後で書き足しても構いません。

怒り

_____

_____

_____

幸せ

_____

_____

_____

マインドフルネス 1

恐れ

悲しみ

エクササイズ

6

身体感覚の
マインドフルネス・エクササイズ

　ここで行うマインドフルネスの練習は，身体のどこがリラックスし，どこに緊張や痛みなどがあるのかに気がつくために，筋肉の各部位に沿って身体をゆっくりとスキャンしていくもので，**ボディスキャン**と呼ばれます。身体感覚にチャンネルを合わせることによって，感情への気づきが得られやすくなります。それが感情のコントロールにつながります。自分でできるようになるまでは，次の文章を誰かに読んでもらってもいいかもしれません。

　このエクササイズの間は，自分の身体に焦点を当てつづけます。痛み，心地良さ，心地悪さ，緊張，リラックスなど，意識にのぼってくる感覚に注意を向けながら，両足の指先から頭の先までゆっくりと焦点を移動させていきます。その際，身体のそれぞれの部分で得られる感覚を評価せず，ただ感じていきます。途中で注意が逸れてしまうことがあるかもしれませんが，それは自然だということを思い出してください。大切なのは，注意が逸れたことに気がついたら，注意を戻していくことです。

　スキャンをする際，身体のどの部位に注意を向けているかを自覚し，そこで得られる感覚に注目してみましょう。たとえば「両足の指先は……何も感じない。両足は……少し痛みがある。ふくらはぎは……リラックスしている。すねは……何も感じない。太腿は……緊張を感じている」といったように，スキャンを続けていきます。

　太腿の裏側，そして臀部に焦点を移していきます。そのままゆっくりと腰，背中へと注意を向けていきます。各部位に十分注意を向けながら，そこで得られる感覚を観察していきます。ゆっくりと両肩に注意を移し，この瞬間に得られる感覚に意識をゆだねながら，左右の上腕，肘，前腕へと注意をゆっくり移していきます。そして，ゆっくりと両手首，手，一本一本の指先まで観察していきます。

　身体の感覚をただそのまま感じ，思い通りにいかないようなことが起こっても，評価せずにエクササイズを続けていきます。次に，腹部に意識を向けていきます。腹部は緊張を感じやすい部位です。緊張しているのかリラックスしているのかを観察していきましょう。ここで一旦注意を呼吸に向けて，深く安定した呼吸か，それとも浅く不規則かを観察してもいい

でしょう。次に，注意を胸部まで移動させながら，どこかに緊張などの感覚があるかを観察していきます。もし集中が途切れたことに気がついたら，（そのことで自分を責めたりせず）受け入れて，注意を元に戻していきます。

　今度は注意を首まで移動させて，緊張，痛み，不快感などの感覚があるかに注目していきます。その際，注意を向けるだけにして，評価はしません。それから，顎に注意を向けていきます。顎も緊張を感じやすい部位です。歯をくいしばったりして顎が緊張していませんか？　それとも緩んでリラックスしていますか？　今この瞬間，自分の顎がどのような状態であるかを観察していきます。そして今度は顔に注意を向け，観察していきます。眉間にしわが寄っていませんか？　顔をしかめていませんか？　目は閉じていますか？　開いていますか？　目を細めていますか？　リラックスしていますか？　緊張を感じている筋肉はありませんか？　それらを観察して，そして最後に頭部に注意を向けていきます。このエクササイズの間は，エネルギーが身体のなかを駆け巡るようなチクチクした感覚を覚えるかもしれません。または，何も感じられなかったかもしれませんが，それでも構いません。ひたすらこの瞬間に感じられることへ意識を向けていきます。

　自分の身体について何か初めて気づいたことはありましたか？　感情がともなっていたことに気がつきましたか？　ボディスキャンを定期的に行うことで，自分自身や自分の身体感覚にチャンネルを合わせることができるようになるでしょう。そのことが感情を理解するためのヒントを与えてくれるはずです。

第1章まとめ

　この章では，マインドネスフルのスキルと，このスキルを身につけることで自分の感情をいかに上手く扱えるようになるか，ということについて学びました。また，感情は単に感じられるだけでなく，思考や身体感覚もともなうということも学びました。この本を読み進める前に，少し時間を取ってマインドフルネスの練習を行うとよいでしょう。日常生活で定期的に行う活動に，できるだけマインドフルネスを取り入れてみてください。今この瞬間に優しい意識を向ける練習をすればするほど，上手に自分の感情を扱えるようになります。マインドフルネスについてもっと知りたい場合は，巻末の「さらに学びたい人のための文献リスト」を見てください。

What You Need to Know About Emotions

chapter 2

第2章 感情について
知るべきこと

　この章では，激しい感情が湧いてきたときでもそれに振り回されないように，感情のコントロールの仕方を学びます。

名前をつけることができれば
感情は扱いやすくなる

　あなたは今までに，自分の感情がわからなくなることがありましたか？　なんとなく気持ちが沈んだり，そわそわしたりしているのはわかっているのに，その感情を特定できないまま悶々としたことはありませんか？　もし自分の感じている感情がどんなものかわからなければ，対処したり我慢したりするのがとても難しくなるでしょう。感情を特定できるようになれば，どう対処したらよいのかがわかってくるはずです。

エクササイズ

7

感情に名前をつける

　感情には，大きく分けて4つのカテゴリーがあります。私たちが体験する感情をカテゴリーに分けて，下の表の空欄に書き込んでみましょう。参考までに，例をいくつか挙げておきます。

怒り	恐れ	悲しみ	喜び
イライラする	心配	憂うつ	うれしい
腹が立つ	不安	落ち込み	満足

　もしこの表をなかなか埋めることができなければ，過去に感じた感情を思い出してみるとよいでしょう。そのときどんな感情を覚えたでしょうか？　少し時間を取って思い出してみましょう。感情は連続している（さまざまなレベルがある）と考えてもいいかもしれません。たとえば，ショッピングセンターに一緒についてきたがる弟に対して抱く感情は，怒りというよりは，ちょっとイライラした感じかもしれません。もし表になかなか記入で

34

きない場合は，誰か信頼できる人に聞いてみたり，インターネットで類語を検索したりするのもよいでしょう。

感情の役割

　どの感情にも大事な存在意義があることを覚えておいてください。あなたがある感情を抱くときは，その感情が何か大切なことを伝えているのです。たとえば，怒りを感じるときは，その背後に気に入らない状況を変えたいという思いがあるのです。また不安は危険な状況を知らせ，その状況から身を守ることに役立ちます。人によっては感情が過敏になってしまうことがありますが，それは必要以上に感情の引き金が引かれてしまうからです。人によっては，普段だったら気にならないような些細なことに怒ってしまったり，実際に何も脅かすものはない状況でも不安を感じたりするかもしれません。仮に過剰反応と思えたとしても，その感情が湧き上がる理由は理解できると思います。ここで重要なのは，感情を取り除こうとしないことです（感情はあなたにとって必要なものです！）。大事なのは，感情を上手に扱い，あなた自身が感情にコントロールされないことです。

エクササイズ

8

感情の役割

　次に示すエピソードは感情の役割を教えてくれます。下記のエピソードを読んで，それに続く質問に答えてください。解答例（「感情の種類」と「行動」）が161ページに載っています。

1.　カイラの両親は彼女が12歳のときに離婚しましたが，最近になって父親が再婚しました。カイラは新しい母親のメアリーが好きになれませんでした。メアリーはカイラに厳しく接していましたが，これはカイラの母親になるための努力のようにも見えました。ある日，カイラは父親に見せるために成績表をキッチンテーブルの上に置いておきました。カイラは苦手な数学でBの成績を取れたことを誇らしく思っていましたが，メアリーはカイラの父親よりも先にその成績表を見て，Bの成績に納得できず，「次からはもっと頑張りなさい」とカイラに言いました。

　このときのカイラの感情を最もよく説明していると思われるものを丸で囲んでみましょう。

怒り　　　不安　　　悲しみ　　　罪悪感

　このときの感情にはどんな意味があるでしょうか？

_____

_____

36

感情について知るべきこと 2

この感情を抱いたカイラは，どのような行動を取ればよいでしょうか？

_____

_____

2.　ジョシュアとガールフレンドのエミリーは付き合って数カ月が経ち，その間2人の関係は良好でした。しかし，先週になってジョシュアは，エミリーからの電話やメールがあまりないと思うようになりました。その週は，ジョシュアにはアルバイト，エミリーにはバレーボールの練習があったため，あまり会う機会がありませんでした。そのため彼は，週末にエミリーと一緒に過ごすことをずっと楽しみにしていました。しかしエミリーからメールの返信がなかったため，ジョシュアはエミリーが別れるつもりなのではないかと疑いはじめました。

このときのジョシュアの感情を最もよく説明していると思われるものに丸を付けてみましょう。

怒り　　　不安　　　悲しみ　　　罪悪感

この感情にはどんな意味があるでしょうか？

_____

_____

この感情を抱いたジョシュアは，どのような行動を取ればよいでしょうか？

_____

_____

37

3. ニコルは親友のサマンサと喧嘩をして，お互いに口をきくのを止めてしまいました。1週間が過ぎてもサマンサは電話をしてきませんでしたが，ニコルは自分から先に譲歩したくありませんでした。その週末，2人は一緒にパーティーに行くはずでしたが，ニコルは家で映画を観て過ごしました。彼女は誰とも会いたくなかったのです。

このときのニコルの感情を最もよく説明していると思われるものに丸を付けてみましょう。

怒り　　　不安　　　悲しみ　　　罪悪感

この感情にはどんな意味があるでしょうか？

_____

_____

この感情を抱いたニコルは，どのような行動を取ればよいでしょうか？

_____

_____

4. マットは先週門限を2回破り，現在外出を禁止されています。さらに，携帯電話も取り上げられてしまいました。土曜日の夜，両親が外出したため彼は退屈していました。マットは両親の寝室にあった母親の携帯電話を使って何人かの友人にメールを送ることができました。しかし彼は携帯電話を元に戻す前に寝入ってしまい，翌朝母親から携帯電話のことを聞かれても知らないふりをしました。これ以上面倒なことになって，外出禁止期間を延ばされたくなかったのです。

このときのマットの感情を最もよく説明していると思われるものに丸を付けてみましょう。

怒り　　　不安　　　悲しみ　　　罪悪感

感情について知るべきこと **2**

この感情にはどんな意味があるでしょうか？

_____

_____

この感情を抱いたマットは，どのような行動を取ればよいでしょうか？

_____

_____

　あなたは，これらの感情を抱いた経験がありますか？　その感情にどんな意味があった
のか，またそれによってどのような行動を取ったのか，少し考えてみましょう。下にその
ときの経験について書いてみましょう。

怒りを感じたとき：_____

_____

この感情の意味：_____

_____

そのとき，やってみてよかった行動：_____

_____

不安を感じたとき：_____

_____

この感情の意味：_____

_____

そのとき，やってみてよかった行動：_____

_____

悲しみを感じたとき：_____

_____

39

この感情の意味：＿＿＿＿＿＿＿＿＿＿＿＿＿＿＿＿＿＿＿＿＿＿＿＿＿＿＿
＿＿＿＿＿＿＿＿＿＿＿＿＿＿＿＿＿＿＿＿＿＿＿＿＿＿＿＿＿＿＿＿＿＿＿

そのとき，やってみてよかった行動：＿＿＿＿＿＿＿＿＿＿＿＿＿＿＿＿＿
＿＿＿＿＿＿＿＿＿＿＿＿＿＿＿＿＿＿＿＿＿＿＿＿＿＿＿＿＿＿＿＿＿＿＿

罪悪感を抱いたとき：＿＿＿＿＿＿＿＿＿＿＿＿＿＿＿＿＿＿＿＿＿＿＿
＿＿＿＿＿＿＿＿＿＿＿＿＿＿＿＿＿＿＿＿＿＿＿＿＿＿＿＿＿＿＿＿＿＿＿

この感情の意味：＿＿＿＿＿＿＿＿＿＿＿＿＿＿＿＿＿＿＿＿＿＿＿＿＿＿
＿＿＿＿＿＿＿＿＿＿＿＿＿＿＿＿＿＿＿＿＿＿＿＿＿＿＿＿＿＿＿＿＿＿＿

そのとき，やってみてよかった行動：＿＿＿＿＿＿＿＿＿＿＿＿＿＿＿＿＿
＿＿＿＿＿＿＿＿＿＿＿＿＿＿＿＿＿＿＿＿＿＿＿＿＿＿＿＿＿＿＿＿＿＿＿

思考・感情・行動

　ここまで，感情に名前をつけ，それらの意味について考えてきました。次に知っておくべき重要なことは，思考・感情・行動の違いです。私たちはこれら3つを混同しがちです。たとえば，「どう感じていますか」と尋ねられたとき，「誰も私のことを理解してくれていないと思います」と答えたとします。これは感情ではなく思考についての答えです。同様に，行動と感情も混同しがちなのです。怒ることは良くないと思っている人がいるかもしれませんが，それは怒りの結果として生じる行動を意味しているのかもしれません。怒り

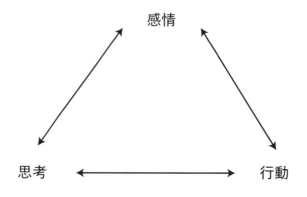

感情について知るべきこと **2**

は感じてもよいのですが，人に対して怒鳴ったり物を投げつけたりしてはいけません。思考・感情・行動の3つは密接に結びついているため，私たちは自分がどう感じ，どう考え，そしてどう行動するかを混同してしまいがちなのです。

　左の図は，感情が思考や行動に影響し，思考が感情や行動に影響し，そして行動も思考や感情に影響してことを示しています。さまざまな状況において，私たちは考え，感じ，行動することでこの3つを体験しています。実はこの3つはほぼ同時に生じることが多く，よく混同してしまうのです！　そのため感情を上手に扱うには，まずこの3つを区別しなければいけません。

エクササイズ

9

思考？ 感情？
それとも行動？

　下の各文章は思考，感情，行動のいずれかを示しています。当てはまるところを丸で囲んでみましょう。丸を付け終わったら，161ページで答えを確認してみましょう。

1. 「学校が嫌いだ」	思考	感情	行動
2. 来週の試験のことが心配になっている。	思考	感情	行動
3. 「新しいMP3プレイヤーが早く欲しい」	思考	感情	行動
4. 宿題をする。	思考	感情	行動
5. 両親と口論する。	思考	感情	行動
6. 「もう決して誰とも付き合うつもりはない」	思考	感情	行動
7. 予定していたコンサートに行けなくなるほど腹が立ってしまった。			
	思考	感情	行動
8. ネットサーフィンをする。	思考	感情	行動
9. 最近飼いはじめた犬が大好きだ。	思考	感情	行動
10. 友達とショッピングモールに行く準備をする。	思考	感情	行動
11. 「祖母が誕生日に買ってくれたセーターは好みじゃない」	思考	感情	行動
12. 姉が映画に誘ってくれなくて傷ついている。	思考	感情	行動

感情について知るべきこと **2**

　区別が難しいと思うものがあっても，心配しないでください。このような作業に慣れていない人がほとんどですから，思考，感情，行動を区別できるようになるまでに時間がかかるのは当然です。ですが，感情およびその感情から起こる行動をコントロールできるように，このような区別を日頃から続けていきましょう。

エクササイズ

10

思考，感情，
行動を分類する

　次のページにあるワークシートを使って，思考，感情，行動を分類してみましょう。このシートを何枚かコピーして，激しい感情を感じたり，混乱したりしたときに記入してみるのもいいでしょう。または，気持ちが落ち着いてから記入してもいいでしょう。下の例は，第1章で紹介したジェイコブのエピソードにもとづいています。

状　況	思　考	感　情	行　動
友人宅でのパーティーに招待された。多くの友達が参加予定。	また笑い者にされたらどうしよう？	恐れ，心配	とにかくパーティーに行く。
	前回パーティーに参加したときは悲惨だった。	困惑，怒り	パーティーではマインドフルであることを心がけ，過去のことは考えないようにする。
	行きたいと思うが，パーティーのことなんか忘れて家にいたい。	混乱，恐れ	

44

感情について知るべきこと **2**

状　況	思　考	感　情	行　動
思考，感情，行動を引き起した状況をできるだけ詳しく書いてみましょう。あなたが考え，感じ，行動する直前には，どんなことが起こっていましたか？	その状況について，どう考えていますか？疑問，記憶，イメージ，評価でも結構です。	どんな感情を感じていますか？　もしわからなければ，まず4つの主な感情（怒り・恐れ・悲しみ・幸せ）を思い出してみましょう。	その状況において，どのような行動を取っていますか？　衝動や願望ではなく，実際の自分の行動を書いてみましょう。

思考や感情は事実ではない

　自分が抱く思考や感情は，必ずしも事実ではありません。「自分には親友ができない」と考えている人がいるかもしれませんが，それはただの思考であって，事実ではない可能性があります。「誰からも愛されていない」と考える人がいるかもしれませんが，それは誰からも愛されていないという"事実"を意味するわけではありません。それは単にその人が考えていることです。私たちは自分の思考や感情を事実のように考えてしまいがちです。ここで重要なのは，思考・感情はあくまで思考・感情に過ぎず，事実ではないということです。マインドフルネスのエクササイズによって，思考，感情，行動をしっかりと区別し，自分自身から切り離すことができます。つまり，自分の思考と感情を観察し，それらが事実ではないとわかってくるのです。

感情について知るべきこと 2

エクササイズ

11

思考と感情を観察する

このエクササイズに慣れるまでは，誰かに次の文章を読んでもらうのもよいでしょう。

川に流れる思考・感情を観察する

リラックスした姿勢で座るか，もしくは横になるかして，目を閉じましょう。浅い川の
なかに立っている自分をイメージしてみましょう。水がちょうど膝の上まで来ていて，穏
やかな流れが脚に触れています。川の流れのなかに立ちながら，思考や感情がゆっくりと
川下に向かって流れていくのをイメージしてみましょう。それらにしがみついたり，流さ
れたりせずに，思考や感情が自分のそばを過ぎて川を下っていくのをただ見守りましょう。
もし思考や感情にとらわれ，自分も一緒に流されてしまっていることに気づいたら，元の
位置に戻ってきてください。注意を戻し，ひたすら観察することに集中しましょう。過ぎ
ていく思考や感情をできるだけ評価せずに，ただそこにあることだけを意識しましょう。

雲と浮かぶ思考・感情を観察する

もうひとつのエクササイズを紹介します。芝生に寝そべり，ふわふわした白い雲を見上
げている自分を想像してみてください。一つひとつの雲のなかに，自分が体験している思
考や感情が見えます。ゆっくり漂っていく思考や感情を観察しましょう。評価したりレッ
テルを貼ったりせずに，それらが心のなかを漂い流れていくのをただ観察しましょう。思
考や感情にしがみついたり，とらわれたりしてもいけません。ただ注意を向けていきます。
特定の雲に心を奪われていると気づいたら，芝生の上に寝転がっている状態に自分を戻し
ましょう。もし注意が逸れていると気づいても，散漫になってしまった自分を責めずに，
思考や感情の観察に戻りましょう。

47

第2章まとめ

　この章では感情に名前をつける練習をし，感情は役に立つことを学びました。また，思考・感情・行動は相互に関連していて区別が難しいこと，そしてその理解が感情を上手に扱えるようになるためには非常に重要であることも学びました。最後に，思考・感情を事実としてではなく，ただの思考・感情として扱うことを学びました。この本を読み進めながら，マインドフルネスを練習しつづけてください。最初は多くの時間とエネルギーが必要かもしれません。ですが，練習をすればするほど自分の感情を上手に扱えるようになり，感情に巻き込まれなくなるでしょう。

Taking Control of
Out-of-Control Emotions

chapter 3

第3章 | 暴走しがちな感情を コントロールする

　ここまで読み進めてきて，感情はとても複雑であることが理解できたかもしれません。感情には身体感覚，思考，衝動，行動がともないます。前章の内容を踏まえて，感情をコントロールするスキルを学んでいきましょう。

3つの心

　私たちは理性または感情によってコントロールされたり，さらにその両方からコントロールされたりすることがありますが，これは下記の3つの心が原因と考えられています。これからこの3つの心を紹介していきます。

理性的な心

　弁証法的行動療法（Linehan, 1993）では，この**理性的な心**は論理的もしくは現実的に考える心を表します。たとえば，数学の授業で問題を解く際には，おそらく理性的な心が働くでしょう。初めて登校する日に自分のロッカーを探すときも，おそらく理性的な心が働くでしょう。このようなときは，あまり多くの感情が入り込むことはないでしょう。たとえ何らかの感情が生じたとしても，やや穏やかな場合が多いと思います。理性的な心が働いている状況を想像し，その状況を次のページの欄に書いてみましょう。もし難しければ，誰か信頼のおける人に手伝ってもらいましょう。

49

_____

_____

_____

_____

　理性的な心は非常に重要ですが，つねに理性ばかりを働かせているのは問題です。たとえば，理性が強すぎると自分が感じていることをつねに無視してしまい，上手く感情を扱えなくなってしまうかもしれません。

感情的な心

　弁証法的行動療法（Linehan, 1993）では，理性的な心の対極に**感情的な心**があるとしています。感情的な心が強く働くと，激しい感情が行動をコントロールしてしまいます。感情が引き起こす強い衝動に従って反応してしまい，**どのような行動をするかという選択**の自由が失われてしまいます。たとえば，カッとなって大切な人を激しくののしってしまったり，気持ちが沈んで自分の部屋から出られなくなってしまったり，参加予定だったパーティーに強い不安を感じて家から出られなくなったりすることです。今までに感情的な心に従って行動した経験があったら，それを下の欄に書き込んでみましょう。ここでも，行き詰まったら信頼のおける誰かに手伝ってもらいましょう。

_____

_____

_____

_____

　理性的な心と同様に，あまりに感情的な心ばかりが働き，衝動的な行動を取っていると，問題にぶつかります。おそらく上の例からもわかるように，私たちをトラブルに巻き込むのはこの感情的な心なのです。理性的な心または感情的な心だけにつねに支配されないようにするには，どうしたらよいのでしょうか？　その答えは，次に説明する賢い心にあります。

暴走しがちな感情をコントロールする **3**

賢い心

　弁証法的行動療法（Linehan, 1993）では，理性的な心や感情的な心のみに支配されないように**賢い心**を重視しています。行動の結果を考慮しながら最善の行動を取れるようになるために，理性と感情と結びつける必要があります。あなたは今までに，困難な状況においても自分がどうすればいいかをわかっていたことはありませんか？　それが一番簡単な方法ではなかったり，やりたいことではなかったりしても，心の底ではそれが正しいと感じていたことがあったかもしれません。実は，そのときに賢い心が働いていたのです。

　なかなか実感がもてないかもしれませんが，私たちのなかには賢い心があり，それがつねに働いています。たとえば，門限について強い不満を感じていても，外出禁止まで話が広がらないように両親との言い争いを避けることができます。また，パーティーでアルコールを勧められても，自分の信条に反していれば断ることもできます。授業をサボりたい衝動に駆られたときも，授業についていけなくならないよう教室に行くという決断もできます。朝，目が覚めたときにひどく疲れを感じたり気分が落ち込んでいたりしても，起き上がれば気分が良くなることを知っていれば，ベッドから出ることができます。あなたにも，このような賢い心が働いて行動したことがあると思いますが，そのときのことを下の欄に書き出してみましょう。必要なときは信頼できる人に手伝ってもらうのもよいでしょう。

_____

_____

_____

_____

エクササイズ

12

理性的な心，
感情的な心，賢い心

次のエピソードを読んで，理性的な心，感情的な心，賢い心のうちどれが働いているかを判断し，最も適切なものに丸をつけてみましょう。答えは161ページにあります。

1. パーティーで，タニヤは友人からビール瓶を渡されました。彼女は「みんなはお酒を飲んでいるけど，私は飲まなくても仲間に入れてもらえるかしら？」と考えました。それから，月曜日に大事な試験があることを思い出しました。タニヤは酔っぱらってしまったら翌日ちゃんと勉強できなくなってしまうことがわかっていたため，「ありがとう，でも遠慮しておくわ」と言いました。

理性的な心　　　感情的な心　　　賢い心

2. タイは，とても緊張しながらも勇気を振り絞ってジェシカをダンスパーティーに誘いましたが，断られてしまいました。最初はとても落ち込みましたが，しばらくして「しょうがない。正直なところチケット1枚分しかお金がなかったから，これでいい」と考えました。

理性的な心　　　感情的な心　　　賢い心

暴走しがちな感情をコントロールする **3**

3. マケーナは，週末に友人とキャンプに行くのを許可してくれない両親にとても腹を立てていました。週末近くになってもう一度お願いしてみましたが，両親の考えは変わりませんでした。彼女はとてもがっかりして「パパとママなんて大嫌い」とわめき散らしました。

理性的な心　　　感情的な心　　　賢い心

4. ライリーは学校でクラスメイトと仲良くなれるか必要以上に心配しており，それが原因で友達ができませんでした。ある日，彼は開き直って，自分から話しかけていきました。その後，友達と一緒のときはいつも楽しい時間を過ごせることがわかってきたため，不安を感じていても，みんなの会話に入っていきました。

理性的な心　　　感情的な心　　　賢い心

5. カトリーナは英語の試験を受けていました。自分でもかなりよくできていると感じていましたが，追加点をもらうために，シェイクスピアの誕生日や生誕地などの情報も書き加えることにしました。

理性的な心　　　感情的な心　　　賢い心

6. ジョディはスケートボードで遊んでいるときに，多くの子どもたちが自分を見ていることに気がつきました。ジョディは格好いいところを見せたいと思い，うまくいくか自信がないまま，階段を使ったとても難しい技に挑戦することにしました。

理性的な心　　　感情的な心　　　賢い心

　3つの心について理解が深まったところで，今度はこの知識をあなたの人生に当てはめてみることが重要です。最初のステップは，現在のあなたのパターンを見極めることです。

エクササイズ

13

いつものパターン

　人は状況に応じて心を使い分けています。下記の文章を読んで，自分に最も当てはまると思う文章の横にチェックを入れてみましょう。チェックの数で，どの心がよく働いているかが確認できるでしょう。

理性的な心

- ☐ 何か決断する際，感情を無視することが多い。

- ☐ 自分の行動には，いつも論理的な理由がある。

- ☐ 自分でもどのような感情をもっているかわかっていないことがよくある。

- ☐ 自分の気持ちを話すよりも，事実について話すほうが好きだ。

感情的な心

- ☐ 衝動的な発言や行動で，後悔することが多い。

- ☐ 感情がとても高まって，物事を筋道立てて考えるのが難しくなることが多い。

- ☐ そのときの感情で決断をすることが頻繁にある。

- ☐ 決断した後に，正しい選択だったかどうか心配することが多い。

賢い心

- ☐ 何かを決めるときは，いつも論理的にも感情的にも納得できるようにしている。

- ☐ 決断をする前にしばらく考えるようにしている。その後は，たいてい落ち着いて平穏な気持ちでいられる。

54

暴走しがちな感情をコントロールする **3**

☐ 自分の感情を心地良く感じることが多い。

☐ 長い目で見て一番自分のためになるように行動することが多い。

　それでは，どのカテゴリーのチェック数が一番多いかを確認してみましょう。あなたの心のパターンが見えてくるかもしれません。

　人生を良い方向に変えていくには，まず自分の心のパターンに気がつくことがとても大切です。私たちは，状況に応じて心を使い分けています。これから数日間で結構ですので，自分の心の状態に対してマインドフルになってみましょう。そのとき働いているのは，理性的な心でしょうか？　感情的な心でしょうか？　それとも賢い心でしょうか？　このマインドフルネス・エクササイズは気づきを深めるためのもので，特に何かを記録したりする必要はありません。ただ，自分の心のパターンを理解しておかないと変化を起こせない，ということを覚えておいてください。

　もし自分の心の状態を確認する作業を忘れてしまいそうだったら，少し工夫してみるのもよいかもしれません。たとえば，鏡やトイレにメモを貼っておく，日記や手帳にメモ書きする，冷蔵庫や学校のロッカーに目印を貼るなど。理性的な心が働いているか？　感情的な心が働いているか？　それとも賢い心が働いているか？　このことに気がつくために，既成概念にとらわれず，いろいろと試してみましょう。

身体の健康が
心のパターンに及ぼす影響

　自分の身体への向き合い方次第で，感情的になりやすい程度（感情によって自分がどの程度コントロールされてしまうか）が変わると言われています（Lienehan, 1993）。次に示すエピソードは，身体的な不調がどのように感情のコントロールを難しくするかを示しています。後でエクササイズ14の質問に答えてみましょう。あなたがどこを改善しなければならないかがわかるでしょう。

55

睡眠

　アンソニーは16歳頃から気分が不安定になりました。ひどく憂うつになったり不安に駆られたりすることが多く，特に人と関わる状況でそうなります。高校3年のときには状態が悪化し，学校から帰ると夕食の時間まで横になり，夕食後はテレビを観たりゲームをしたりして，再びベッドに戻る生活を送っていました。慢性的に疲労感があり，睡眠不足も感じていました。週末には午前中遅く（ときには午後）にベッドから起きていました。それから学校の宿題をやろうとしても疲れて集中できず，結局ベッドに戻っていました。

　一方，ジョナサンの場合は睡眠時間が十分ではありませんでした。放課後のホッケーの練習が終わるとすぐ帰宅し，夕食の時間までしっかり勉強していました。夕食後も少し勉強をしますが，その後はゲーム，オンラインチャット，テレビなどで時間を過ごしていました。夜中まで起きていることも多かったのですが，翌朝7時には起きて学校に行っていました。

　アンソニーもジョナサンも睡眠バランスの問題を抱えていました。睡眠過多や睡眠不足は感情的な心を強くし，感情のコントロールが難しくなります。

食事

　ブリアナは，食べることに関して問題を抱えていました。何日間もほとんど何も食べなかったり，逆にものすごい量を食べてしまったり，自分でもコントロールできないと感じることがありました。彼女はあまり食べていないときはとても疲れており，気力もなく，小さなことで人にかみついてしまうことに気づいていました。反対に食べすぎたときは，自分を責め，すっかり落ち込んでしまうのでした。

　バランスの取れた食習慣は，感情のコントロールにとって大変重要です。ブリアナが気がついたように，食べすぎたり食べなさすぎたりすると，感情的な心が強くなってしまいます。

身体の病気に向き合う

　ジャスティンは14歳のときに糖尿病を発症しましたが，この病気によって自分が別の人間になってしまう気がしたため，なかなか受け入れることができませんでした。また，1日に4度も血液を検査しなければいけないことや，定期的にインスリン注射を打たなければならないことを面倒に感じていました。友達に自分の病気のことを知られるのが嫌で何とか隠そうとしていたため，治療に必要な時間をなかなか見つけることができませんでした。そのせいで，血液検査ができなかったりインスリン注射を打ちそびれたりもしました。それでは危険で重篤な問題を起こしかねないと医師から聞かされていました。実際，時折めまいがし

56

たり，集中できなかったり，自分が短気になっていると気づいていましたが，みんなと同じように振る舞いたかったのです。

　実は，若くして糖尿病や喘息を発症する人は少なくありません。また，慢性痛をもたらすようなケガをしたり，医療ケアを必要とする若者もいます。もしあなたが何らかの身体疾患や痛みを抱えていたら，主治医の指示に従って生活することがとても重要です。そうしないと，病気が悪化したり感情の問題が大きくなったりする可能性があります。ジャスティンがインスリン注射をしなかった際に怒りっぽくなったのが，その典型例です。自分が抱えている身体的な問題を扱うことは，自分の感情を扱ううえでも重要なのです。

運動

　ルイーザは，15歳でうつ病と不安障害を発症しました。主治医は，投薬よりも生活習慣の改善から始めることを提案し，特に運動をもっとすることを指示しました。また，運動は天然の抗うつ剤であり，気分を良くする化学物質を脳内で作り出すのだと教えました。ルイーザは運動があまり好きではありませんでしたが，薬の服用を避けたかったため運動をすることにしました。週3回の15分ほどの散歩から始めましたが，次第に45分の散歩を週4〜6回もするようになりました。彼女は，運動で気分が良くなることがわかり，散歩に行けば宿題や家事の息抜きができることにも気がつきました。

　運動はつねに薬の代用になるわけではありませんが，気分を良くする効果があります。運動が身体に良いことは知られていますが，ルイーザが気づいたように，運動には気分を改善させたり不安を減少させたりする効果があることも知っておくとよいでしょう。運動は短気な人にも有効で，より健全に感情を扱う力を高めてくれます。

アルコールや薬物

　マイクは17歳頃から，パーティーで友達とお酒を飲むようになりました。自分が飲酒年齢に達していなくても飲酒自体は合法だったため，大した問題ではないと思っていました。両親や兄もお酒を飲んでいました。マイクはお酒を飲んでも正気を保っており，いつもきちんと帰宅していました。しかしながら，お酒を飲んだ後の数日間は不機嫌になりやすいことに気がついていました。気分が良いときでも，すぐに小さなことでカッとなって誰かを怒鳴ったりしていました。マイクは飲酒をやめて，感情をコントロールできるかどうかを調べてみることにしました。そして，飲酒を止めるとあまり腹が立たなくなることがわかりました。

アルコールや薬物には気分を変える効果があることが知られていますが，摂取すると感情がコントロールできなくなり，自分に一貫性がないことに気がつくかもしれません。また飲酒時には，衝動的な行動や愚かな判断をしてしまいがちであることにも気がつくかもしれません。うっかり飲酒運転をして，とても危ない目に遭うかもしれません。マイクが気づいたように，飲酒を止めると自分自身や感情をよりコントロールできるようになるのです。

エクササイズ

14

ライフスタイルを変えると
感情をコントロールできる

　この章の前半では，特定の行動が感情的な心を強くしてしまうことを学びました。ここでは，感情をコントロールするためにどのようなことができるか，少し時間をかけて検討してみましょう。

　下に挙げているのは，私たちの感情に影響を与える可能性のある活動です。あなたが取り組むべき課題を明らかにするために，それぞれの質問に答えてみましょう。その際，自分の目標を定めると変化を起こしやすいかもしれません。

睡　眠

毎晩，何時間くらい眠れていますか？ ＿＿＿＿＿＿＿＿＿＿＿＿＿＿＿＿＿

朝起きたとき，熟眠感はいつもありますか？ ＿＿＿＿＿＿＿＿＿＿＿＿＿＿＿

昼寝をよくしますか？　もしそうなら，時間はどのくらいですか？ ＿＿＿＿＿＿＿＿＿

昼寝をした後，気分が良くなりますか？　それとも悪くなりますか？ ＿＿＿＿＿＿＿＿

睡眠の過不足が不調を招きやすいという事実を踏まえて，あなたは睡眠時間を増やしたり減らしたりする必要があると思いますか？ ＿＿＿＿＿＿＿＿＿＿＿＿＿＿＿＿

もし睡眠に関して改善したい点（あなたの目標）があるとしたら，どのようなことから始められるでしょうか？（たとえば，もし睡眠時間を増やす必要があるとしたら，今夜はいつもより30分早くベッドに行くのはいかがでしょうか？　その後様子を見ながら，一時間ほど早く寝るようにするのもいいでしょう）＿＿＿＿＿＿＿＿＿＿＿＿＿＿＿

食　事

1日に3度の食事（必要なら間食も）を取っていますか？ _____

健康的な食事や間食を取っていますか？ _____

衝動的に何かを食べたりすることはありますか？（たとえば，退屈でなんとなく食べてしまう，悲しみを紛らわすために食べる） _____

ダイエットのために食事を取らないことがありますか？ _____

人によっては専門家の助けが必要な状況に陥ることもあります。もしあなたが食事に関して自分でもコントロールできない問題を抱えていたら，誰か信頼できる人に話をしてみましょう。そこまでひどい状態でなくても，あなたなりに改善したい点（あなたの目標）があるとしたら，何から始められるでしょうか？（たとえば，現在1日に1度しか食事をしていないとしたら，朝食に何か少し食べてみるのはいかがでしょうか？　その後，様子を見ながら徐々に健康的な食事ができるようにしていくのもいいかもしれません）

身体疾患に向き合う

あなたは現在，薬や理学療法などによる治療が必要な身体疾患を抱えていますか？　もしそうであれば，薬の服用を含め，主治医の治療方針に従っていますか？

もし身体的な問題に関して改善したい点（あなたの目標）があるとしたら，何から始められるでしょうか？（たとえば，なぜその薬や治療が必要なのかを理解するために，自分の病気について詳しく調べるのもよいでしょう） _____

60

運　動

あなたは現在，何らかの運動をしていますか？　もしそうであれば，どのくらいの頻度と時間運動していますか？　＿＿＿＿＿＿＿＿＿＿＿＿＿＿＿＿＿＿＿＿＿＿＿

もしあなたが健康上の問題を抱えていたら，運動を日課にする前に主治医に相談してみましょう。また，運動に関して改善したい点（あなたの目標）があるとしたら，何から始められるでしょうか？（たとえば，現在15分間ほどの運動を週に1〜2回しているとしたら，頻度を週3回から始めて徐々に増やしていくのもよいでしょう）

アルコールや薬物

あなたは日頃お酒や薬物を摂取することがありますか？　もしそうであれば，どのくらいの頻度でしょうか？（もしこの本に記入するのが難しい場合，別の用紙に書くか頭のなかで考えるだけでも結構です）＿＿＿＿＿＿＿＿＿＿＿＿＿＿＿＿＿＿

アルコールや薬物が学校生活，仕事，人間関係などで問題を招いていると思いますか？

これまでに，アルコールや薬物があなたの問題だと指摘してくれた人はいますか？

アルコールや薬物を摂取したとき，後で悔やむような振る舞いをしがちですか？

もしお酒に関して改善したい点（あなたの目標）があるとしたら，何から始められるでしょうか？（たとえば，日頃よく飲酒をする場合，徐々に頻度を減らして最終的に週末だけ飲酒するのもよいでしょう。もし自分だけで対処するのは難しければ，ティーン向けのAA（Alcoholics Anonymous）グループに参加してみたり，誰か信頼できる人に助けを求めたりしてもいいでしょう）＿＿＿＿＿＿＿＿＿＿＿＿＿＿＿＿＿＿＿＿

効果的であること

　ここでは，長期目標に近づくために有益な2つのスキル（効果的であること，自分の衝動とは逆の行動をする）を学びます。

　私たちは感情的な心に従って行動してしまうことが多いかもしれません。長い目で見て自分に大切だと思われる行動をせずに，衝動的に行動したり一時的に気分が良くなることをしたりしまいがちです。たとえば，数学の先生は不公平で，実際よりもあなたを低く評価していると感じたとしましょう。ある日，あなたはその先生に口答えをし，汚い言葉を言い放って教室を飛び出したとします。一時的には気分が良く感じるかもしれませんが，その後どうなるでしょう？　無礼な振る舞いの罰として，居残りなどが課せられるかもしれません。また，今後その先生があなたのテストを寛大に採点することもないでしょう。これは効果的ではない行動の一例です。衝動的な行動は短期的には満足を与えてくれます。先生に向かってわめき散らすと気分がすっきりするかもしれませんが，あなたの長期目標の達成は難しくなるでしょう。

　これまでに，効果的でない振る舞いをしたことがありますか？　そのときの状況をいくつか書き出してみましょう。

_____

_____

_____

　効果的でない行動が理解できたところで，今度は，より効果的になるにはどうすればよいのかを考えてみましょう。弁証法的行動療法では，効果的な行動とは賢い心に従って行動することを意味します。それは衝動的に行動するのではなく，長期目標に近づくために何ができるかを見極めたり，自分の希望を満たすために必要なことをしたりするということです（Linehan, 1993）。効果的であるためには，まず自分の目標は何であるかを理解しなければなりません。長期目標が一旦定まれば，目標に近づくために何ができるかを検討できます。ただし効果的に行動すれば必ず目標を達成できるわけではないことを覚えておいてください。絶対大丈夫だとは言えませんが，あなたが効果的な行動を取るようになれば，目標達成の確率は当然上がります。これから効果的になるためのスキルを理解するために，次のエピソードを紹介します。

暴走しがちな感情をコントロールする **3**

カイルのエピソード

　カイルは野球の奨学金で大学に進学し，卒業後は医者になって母親を経済的にサポートしたいと思っていました。カイルが小さい頃に父親が家を出て以来，母親はカイルのために尽くしてくれました。彼は14歳頃からこの計画を抱きはじめ，17歳になった現在，計画は順調に進んでいました。良い成績を修め，いくつかのトップランキングの大学からスカウトされていました。しかし，彼は大きなプレッシャーを感じていました。なぜなら，母親が長い間2つの仕事を掛け持ちして進学資金を準備していましたが，それでは十分ではなく，奨学金がなければ進学は不可能だったからです。

　ある日の練習中，コーチから叱責された際にカイルはキレてしまいました。彼は汚い言葉をはいて，危うくコーチを殴ってしまいそうになりました。その結果，彼はアンガーマネジメント講座を終了するまで一時的に練習参加を禁止されました。彼はこの処分をバカバカしいと思いました。なぜなら怒りの問題を抱えているのは自分ではなく，コーチだと思ったからでした。しかしながら，奨学金のチャンスを棒に振りたくなかったため，しぶしぶ処分を受け入れました。最終的に，手遅れになる前に練習に戻ることができました。

　これを読んで，あなたはどう思いましたか？　不公平だし，カイルは屈するべきではなかったと思うかもしれません。ここで大事なのは，カイルはその状況に対して効果的だったということです。コーチに文句を言って，アンガーマネジメント講座を拒絶したほうがずっと気分が良くなったかもしれません。しかしそれでは自分の長期目標に近づくことにはならず，それどころか現実的にチャンスをなくす可能性があることを，カイルは理解していました。そこでカイルは自分の目標に対してなすべきことを選択したのです。

　効果的であろうとするときにしばしば邪魔になるのが，実はその状況に関する思考です。私たちは現実をそのまま捉えずに，自分がどうあるべきかを考えがちです。先ほどの例で言えば，数学の先生が自分を公平に扱ってくれないと感じて，文句を言ったかもしれません。また門限が9時だとしても，両親もよく知っている友達と週末を過ごすのだから「バカバカしい。9時に家に帰る必要はない」と考え，遅れて帰宅するでしょう。その結果，外出禁止になるかもしれません。これでは現実の状況にしっかりと目を向けておらず，その状況に反応してしまっています（Linehan, 1993）。

　そのため，ある状況において効果的であるためには，賢い心を働かせなくてはなりません。先生から不当に扱われたら怒るのは道理にかなっていますが，怒りに任せて先生を怒鳴って教室から出て行くのではなく，別の対処をする必要があります。たとえば，もし放課後に居残りをさせられたら，バスケットボールチームのトライアウトに行くことはできないだろうと理性的な心は考えるでしょう。そして賢い心が現れて，自分の目標が何であるかを確認し，どうすべきかがわかるようになるわけです。たとえば「数学の先生の不当な扱いには腹が立つが，居残りはしたくない。そのうち先生は私を正当に評価するだろう」と考えるでしょう。

63

エクササイズ

15

より効果的であるために

　これから，より効果的であるための方法を考えてもらいます。現在，過去，未来において効果的であることの練習ができそうな状況を思い浮かべてみましょう。その状況において自分の目標を達成するために何ができるか（もしくは，どんなことができたのか）を検討するために下記の質問に答えてください。

その状況を書いてみましょう。 _____

_____

その状況で，どんな思考や感情が湧いてきましたか？ _____

_____

その状況で，感情的な心はあなたにどうしろと言っていますか？　それは，一時的に気分は良くなっても，おそらく効果的ではないかもしれません。 _____

_____

その状況と関連している目標（または長期目標）は何でしょうか？ _____

_____

その状況において効果的な行動とは，どんな行動でしょうか？　それは自分の長期目標を達成する可能性を高めるものです。 _____

_____

64

暴走しがちな感情をコントロールする **3**

もしこれらの質問に答えるのが難しいと感じたなら，似たような状況を経験したことのある友人に話すつもりで自分自身に問いかけてみましょう。または，信頼のおける人に手伝ってもらってもいいでしょう。

衝動と反対の行動を取る

　さて，ここでは感情をより効果的に扱うためのもうひとつのスキル（衝動と反対の行動を取る）を紹介します。感情にはつねに衝動がついてまわります。たとえば，怒りを感じると，衝動は言語的または身体的に攻撃しようとするでしょう。また落ち込むと，衝動は周囲との交流を断ち，他の人から身を隠そうとするでしょう。不安を感じると，不安の原因をすべて避けて逃れたいと思うでしょう。私たちはこうした衝動に従って行動しがちです。なぜなら，感情的な心がそれを「正しい」と感じさせるからです。しかし一度立ち止まって，賢い心からその状況を眺めてみると，こうした衝動に従って行動しても自分のためにはならないことがわかるでしょう。実のところ，衝動に従って行動しても，感情は激しくなるだけなのです。たとえば，腹を立てている相手を罵れば，怒りが増幅され，本来の自分の価値感や倫理感とは矛盾した振る舞いをするでしょう。そして，後にあなた自身に対してネガティブな感情をもつことになるでしょう（Van Dijk, 2009）。同様に，落ち込んで周りの人と関係を絶つと，最終的にはより孤独を感じ，悲しみは強くなるでしょう。また不安を掻き立てる状況を避ければ，長い目でみると不安は増加します。それに加え，自分が本当にしたいことができなくなって，悲しみやイライラといった別の感情を引き起こします。

　自分の衝動と反対の行動を取るということは，まさにその言葉が示す通り，まず感情と結びついた衝動を認識し，それとは反対の行動を取ることです。ここで確認しておきたいのは，このスキルは自分が感じている特定の感情が効果的でない場合にのみ使用するという点です。先に述べたように，感情には存在意義があります。しかし，ある感情が起こって何かをあなたに伝えようとするとき（その状況に対する自分の感情に気がつき，その感情に従って何かをしようとしている），その感情はあなたが効果的に行動することをしばしば妨げます。激しい感情が続くときは，賢い心が働いて健全で有益な行動をするのは難しいでしょう。たとえば，もしあなたが誰かに対して本当に腹を立てていると，激しい怒りのために，その人と生産的な会話をするのは難しいでしょう。もしくは，もしあなたがあるパーティーに不安を感じているならば，強い不安のせいで，友人を作ったり，楽しい時間を過ごしたりすることができないかもしれません。そのため，そのとき感じている感情が有益ではなく，弱めたいと思ったら，その感情にともなって現れる衝動と反対の行動を

65

取るのです。このことを踏まえて，それぞれの感情の性質を見てみましょう。

感　情	衝　動	反対の行動
怒り	攻撃する（言葉的，身体的）	相手を尊重する，礼儀正しく振る舞う。もしそれがとても難しい場合は，微妙にその人を避ける（Linehan, 1993）。
悲しみ	周囲から距離を取る，一人になる	人と接する
不安	不安を引き起こすものを避ける	不安を引き起こす状況や人に近づく
罪悪感	罪悪感を引き起こすような行動を止める	価値観や倫理観に反する行動でなければ，それを続ける
羞恥心	周囲から距離を取る，一人になる	人と接する

　カイルのエピソードを振り返ってみましょう。アンガーマネジメント講座を受講しなければならなくなったとき，彼は腹を立てていました。もし激しい怒りを抱えたままでいたら，賢い判断をして効果的に行動するのは難しかったでしょう。このように自分の衝動と反対の行動を取ることで，激しかった感情が和らぎ，賢い心が現れて効果的に振る舞うことができるのです。

　怒りに対してこのスキルを用いる際に知っておくべきことは，怒りにともなうのは衝動的な行動だけではないということです。つまり，怒りが影響を及ぼすのは行動だけではありません。怒りは思考（たいてい，評価という形を取ります）にも影響を与えます（Linehan, 1993）。そのため，もし怒りにともなう衝動と反対の行動を取ろうとするなら，思考も反対にしなければなりません。つまり，その状況の評価を一旦止めることです。次の章ではこのスキルを詳しく紹介します。現時点ではまず，怒りは行動だけではなく，思考にも現れるということを覚えておいてください。

罪悪感と羞恥心

　罪悪感と羞恥心は非常によく似た感情で，自分の価値観や倫理観に反する行動を取ってしまったと考えるときに起こります。罪悪感は，自分の行動について自身で評価を下す際に生じ，羞恥心は自分の行動について他人が自分を評価したと思う際に生じます。しかしながら，罪悪感や羞恥心をもつようなことは何もしていないときに，これらの感情が生まれることもあります。これまでに，そういった体験がありましたか？

暴走しがちな感情をコントロールする **3**

生産的だと思われることをしていないとき（例 リラックスしているとき，自分を大切にしているとき）に，罪悪感を抱く人がいます。ある考えや感情が浮かんでくるだけで，または単に何かの夢を見ただけで罪悪感を抱く人もいます。これらは本来何の罪悪感も抱く必要がないものですが，もしあなたが人の物を取ったり，誰かを傷つけるような無礼を働いたりするならば，そのときはもちろん罪悪感をもつべきです。この罪悪感という感情は，良心が認めないような行為に及んだ際に，それをあなた自身に伝えるために生じることを覚えておいてください。このような場合には，その行動を止めて償う必要があるかもしれません。しかし自分の価値観や倫理観に反していない場合には，その行動を続けていれば無用な罪悪感は徐々に消えていくでしょう。

同じことが羞恥心についても言えます。たとえば，リズは思春期に入って自分が男の子よりも女の子に魅力を感じることに気づいていました。彼女はそのことを一番の親友にも話していませんでしたが，高校に入学すると，ある生徒がリズは同性愛者であると言いふらしはじめました。彼女は，このことを秘密にしておかなければならないと感じました。なぜなら，人と「違う」と仲間外れにされることがよくあると知っていたからです。他の生徒がリズを同性愛者だと言いはじめたとき，彼女は羞恥心に駆られて，それを否定しました。彼女は自分のセクシュアリティを受け入れていたにもかかわらず，他人がそれを受け入れないだろうと思い，隠しておきたかったのです。しかしながら，リズは自分の価値観や倫理観に背くようなことは何もしていなかったのですから，羞恥心をもつ必要はありません。あえて言うならば，うわさを広めた人たちのほうが羞恥心をもつべきです。なぜなら，陰でリズの悪口を言って彼女を傷つけたからです！

罪悪感と羞恥心について次のことを覚えておいてください。自分の価値観や倫理観に背くようなことをした場合，その行動を止めてください。そして，必要であれば償ってください。もしあなたの行動が罪悪感や羞恥心を抱くべきものではないならば，その行動を続けることでその感情が徐々になくなっていくでしょう。

衝動と反対の行動を取るということは，感情を抑えて感じていないふりをすることだと考える人もいるかもしれません。そういう人は，腹が立っても怒っていないふりをして親切に振る舞うでしょう。しかしこれは間違っています！　自分の感情を抑え込むことは効果的ではありません。それどころか感情を悪化させ，その感情を扱い難くしてしまいます。自分の衝動と反対の行動を取るというスキルは，その激しい感情をずっと抱えていても自分のためにならない場合にのみ用いるものです。感情が湧き上がってきたら，それを認識し，なぜそれが生じたのかを探っていきます。その感情は，賢い心が現れて効果的に行動するのを妨げているかもしれません。

エクササイズ

16

衝動と反対の行動を取る

　このエクササイズでは，あなたが衝動と反対に行動したときの状況とそうでなかったときの状況について分析していきましょう。自分がうまく振る舞えた状況とそうできなかった状況について検討することで，何がうまくいくのかわかるようになります。そして，今後より効果的であるために何ができるかわかるでしょう。次のチャートに，あなたが感じた感情とそれに付随した衝動を書き込みましょう。もし衝動に従って行動していたなら，「はい」の矢印に従い，その結果を分析するための質問に答えましょう。同様に，衝動に従って行動しなかった場合は，「いいえ」の矢印に従いましょう。

暴走しがちな感情をコントロールする 3

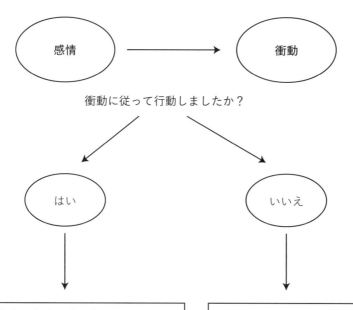

第3章まとめ

　この章では3つの異なる心（理性的な心，感情的な心，賢い心）について学びました。そして感情的な心にコントロールされないように，日常生活上で改善すべき点について学びました。次に，目標により近づくための2つのスキル（効果的であること，自分の衝動と反対の行動を取る）についても学びました。次の章に進む前に，あなたの生活を変えてみることと，感情にコントロールされるのを減らすスキルの練習を確実にやってみてください。

Reducing Your Painful Emotions

chapter 4

第4章 | 心の痛みを和らげる

　これまであなたは日常生活の改善に取り組んできて，感情に振り回されることが減ってきたかもしれません。それでもなお，感情があまりにも激しくなってしまい対処できなくなるときが今後もあるでしょう。この章では，そのことに対処するための3つのスキル（批判を減らす，感情を受け入れる，現実を受け入れる）を学びます。これらのスキルは激しい心の痛みを緩和してくれるでしょう。

批判を減らす

　腹が立ったりイライラしたり傷ついたときなどに，誰か（または何か）のせいだと批判する傾向がありますか？　たとえば，親しい友人があなたの秘密を漏らしたら，なんて「意地悪」な人だと考えるでしょうか？　レポートをしっかり書いたつもりなのに成績が良くなかったとき，心のなかで先生の悪口を言うでしょうか？　さもなければ，先生を批判するのではなく，自分を「バカ」だと批判するかもしれません。

断定的であることの意味

　何かに断定的になると，それに対する一時的なレッテルにとらわれてしまい，大切な情報を見逃してしまいます。そして，心のなかで断定したことが事実であるかのように考えるようになります。たとえば，親友に「意地悪」というレッテルを貼ってしまうと，なぜその人が意地悪なのかという理由や，その状況に関する詳しい情報が失われてしまいます。もし別の友人にその人のことを「意地悪」と言うだけでは，その友人はあなたの意図がわからないでしょう。

　反対に，断定しないで事実や感情を語ることを心がけてみましょう。友人を単に「意地

71

悪」と言う代わりに,「彼は私の信用を裏切った。だから私は傷ついて,彼に腹を立てている」などと別の友人に話すこともできるでしょう。きっと,その友人もあなたの言いたいことを理解できるでしょう。

　もっとわかりやすくするため,先ほどの例を見てみましょう。あなたはレポートをしっかり書いたのに低い評価しかもらえなくて,先生をバカ呼ばわりしたとします。この「バカ」という言葉は断定であり,あなたが先生に貼り付けたレッテルです。このようなレッテルでは十分な説明ができません。本当に言いたかったことを考えてみましょう。「先生が私のレポートにこんな成績をつけたことに腹が立つ。本当に頑張ったんだから,Cプラス以上の成績をもらっていいはずだ」と言えると,断定的にならないでしょう。この2つの違いがわかりますか？　後者では自分が言いたいことを明確化しており,感情や意見だけでなく,その状況にも目を向けています。

　ここで紹介しているスキルは,学ぶのがちょっと難しいことを心に留めておいてください。ですから,何度か練習をしてみましょう！　次のエクササイズをやってみると,断定的と非断定的の違いがわかるでしょう。

心の痛みを和らげる 4

エクササイズ

17

断定的vs非断定的

　下の文章を読んで，それぞれの文が断定的か否かを判断し，当てはまるほうを丸で囲みましょう。解答は161ページにあります。

1. もっと良い成績をもらえたはずだ。　　　　　　　　　　断定的　　　非断定的

2. 姉（妹）は意地悪だ。　　　　　　　　　　　　　　　　断定的　　　非断定的

3. 自分は負け犬（敗者）だ。　　　　　　　　　　　　　　断定的　　　非断定的

4. 怒りをコントロールできないと，自分にイライラする。　断定的　　　非断定的

5. パソコンを必要としているときに，兄（弟）が使わせてくれないので煩わしい。
　　　　　　　　　　　　　　　　　　　　　　　　　　　断定的　　　非断定的

6. R＆Bの音楽は最高だ。　　　　　　　　　　　　　　　断定的　　　非断定的

7. 今年の数学の授業はとても楽しいが，内容は簡単ではない。断定的　　　非断定的

8. フェイスブックに自分の写真を載せるのは安全と思えない。断定的　　　非断定的

9. J・K・ローリングは素晴らしい作家だ。　　　　　　　断定的　　　非断定的

10. ダンスパーティーに誘われなくて落ち込んでいる。　　断定的　　　非断定的

　これらの文章を読めば，断定的になると肯定的か否定的かどちらかになることに気がついたかもしれません。ここでは，ネガティブな断定についてもう少し詳しく紹介します。なぜなら，ネガティブな断定は感情を扱いにくくするからです。ポジティブでもネガティブでも，自分が断定していることに気がつく練習をするのはとても大切です。

断定しないことの大切さ

　残念ながら，私たちの社会は断定であふれています。断定的な考えや発言につねにさらされて，断定することに慣れてしまっているのです。しかし断定的になるのは，心の健康には良くないことを覚えておいてください。断定的になっても気分が良くなるわけでもなく，心の痛みを強めてしまうだけです。感情は炎，断定は薪だと考えてもいいでしょう。声に出そうと頭のなかで考えるだけであろうと，あなたが断定的になるたびに感情という炎に薪をくべているのです。

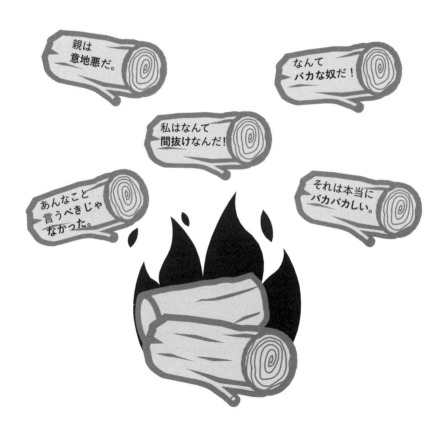

心の痛みを和らげる 4

エクササイズ
18
炎に薪をくべる

　これまでで本当に腹が立ったときのことを思い出してください。自分自身に対してでも誰かに対してでも結構です。そのとき，怒りに薪をくべるような断定的な発言や思考をしていたかを，下のスペースに記入しながら振り返ってみましょう。もしそのような状況が思い出せなかったら，後日このエクササイズを行っても構いません。

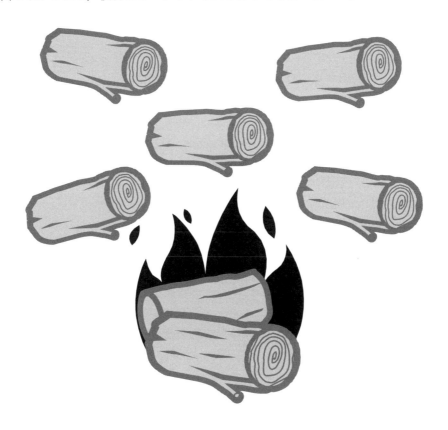

私たちはほぼ自動的に断定していることが多いため，断定していることに気づくことは
とても難しいかもしれません。このエクササイズをしている間，どんなことに気づきまし
たか？　たとえば，何が断定で何がそうでないかを区別するのは難しくなかったでしょう
か？　ひょっとしたら，そのときの状況を思い出すことで，そのときに感じていた感情を
再び感じたことに気がついたかもしれません。どんなことでも結構ですので，気がついた
ことを書き出してみましょう。

ときに断定は必要でもある

　ここまで断定することで多くの心の痛みを抱えると述べてきましたが，実は断定が必要
なときもあります。たとえば，横断歩道を渡っている最中に信号が点滅しはじめたら，す
ぐに渡りつづけるか引き返すかを判断しなければなりません。ここでの判断は，安全かそ
うでないかという断定です。この種の断定は必要ですし，心の痛みを引き起こしたりもし
ません。また，親と一緒に買い物に行ったときに，どの商品が良くてどの商品が悪いかを
断定しているのを見たことがあると思います。こうした断定は必要ですし，心の痛みを引
き起こすものではありません。

　学校では，勉強の進度や進学の可能性を見極めるために，生徒は断定（評価）されなけ
ればなりません。これは必要な断定です。ときには，断定から学ぶこともあります。たと
えば，ある状況において適切に振る舞っているか，ひょっとしたら何かミスをして謝った
り行動を改めたりすべきなのか，などと自分の行動を断定（評価）しなければなりません。
ただし，もしあなたが失敗をしたり言動を後悔したりしたとしても，自分に優しく接する
必要があるということを覚えておいてください。母親との口論で後悔するようなことを口
走ったとして，必要以上に自分を責めても状況は悪化するだけです。それよりも，母親に
対して思いやりのないことを言ってしまったこと，それを悔いていること，そして自分に
対して腹を立てていることを心に留めるだけでいいのです。これもまた必要な断定のうち
のひとつですから，自分を卑下するときのような心の痛みを引き起こしたりはしません。

　このように断定はときに必要なものです。完全に排除してしまうのではなく，感情を激
化するような断定を減らすことが大切なのです。

断定的にならないために

　断定的にならないための最初のステップとして，自分が断定的になっているときに気がつくことが大切です。断定は自動的に生じるため，なかなかそのことに気がつけないということを思い出してください。ひとつの目安として，ネガティブな感情が突然強くなったら断定が起きている可能性があります。つまり，感情的になるような状況（誰かと口論しているときなど）ではなくても，怒り，傷つき，イライラなどのネガティブな感情が突然現れたとき，あなたは断定的になっていると考えてよいでしょう。

　次のステップは，自分の断定に気がついたら，それをニュートラルな言葉に変えることです。起こっていることについて意見や感情を述べたいとは思っても，断定によって事を悪化させるのは避けたいところです。そのため微妙なさじ加減が必要です。この点に関して重要なのは，その状況における事実から逸れないようにすること，そしてその事実について自分がどう感じているかを述べることです。

　断定が役に立たないのは，十分な情報が得られなくなってしまうからです。たとえば，友人があなたの話をちゃんと聞いていなかったために，腹が立った状況を思い浮かべてみてください。その友人が話を最後まで聞かずに話の腰を折りつづけるため，うんざりして「バカ野郎！」と怒鳴ったとしましょう。これではその友人がなぜバカなのかはっきりしませんし，その友人のどこを直したらバカではなくなるかを説明してもいません。あなたは，その友人に今後役立つようなフィードバックを与えていないわけです。それどころか，その友人も腹を立て，事態が悪化してしまいます。そうならないために，話をちゃんと聞いてくれないから不満を感じたことを，その友人に伝えることが大切です。これは非断定的な言い方です。あなたは，その状況についての意見や感情を述べながらも，事実に留まっています。そして，その友人が変わるために（もし本人がそうしたいと思うなら）必要な情報を伝えてもいます。このことで，あなたがこの友人に対してイライラすることはなくなるでしょう。

　もうひとつの例を見てみましょう。あなたが姉妹（あなたが男性の場合，兄弟）と口論している状況を想像してみてください。セーターを借りたいのに断られたとします。するとあなたは「ずるい（不公平だ）」と断定し，実際にそう言うかもしれません。同じことを非断定的な言い方で伝えるならば，「セーターを貸してもらえないから，とてもがっかりしている」などのように伝えることができるでしょう。あなたが望んでいるものが得られるとは限りませんが，相手を尊重しながら主張しているため，状況は悪化しないでしょう。ここで相手がずるいことばかり指摘しても，相手を怒らせて状況がややこしくなるだけでしょう。

　これらの例から，断定は自分の言いたいことを端的に表現していることに気がついたかもしれません。私たちは自分が本当に意味していることを伝えるよりも，断定的なレベル

に留まりがちです。非断定的な態度とはその逆で，相手を尊重しながら主張することなのです。

自分自身に対して断定的にならない

　読者のなかには，他人に対して断定的であるよりも自分自身に対して断定的だと感じている人もいるかもしれません。これにはどんな問題があるでしょうか？　断定（批判）が自分に向けられると，やはり心の痛みが強くなります。どの程度かは別として，誰かをいじめた経験がある人は多いかもしれません。自分に対して断定しているときは，自分が自分のいじめっ子になっているのです。しかし安心してください。これは珍しいことではありません。「自分の最大の敵は自分自身だ」ということわざを聞いたことがある人も多いでしょう。このことわざが意味しているのは，自分自身を思いやることは他人を思いやるより難しいということです。そもそも，自分を断定（批判）しても結果は変わりませんし，悪影響があるだけです。

　ここでひとつの例を見てみましょう。納得できない成績を取ってしまった状況を想像してみましょう。今回は先生ではなく，自分自身を「何ひとつまともにできない。良い大学に入れるような成績を取るのは絶対に無理だ。私はバカだ」と断定（批判）したとします。こうした言葉は，あなたにどんな感情を生じさせますか？　おそらく自分への怒り，失望，心配，罪悪感，恥などが湧き上がるかもしれません。ではここで，もしこのような言葉を友人やルームメイトに言われたら，どうでしょう？　あなたは我慢するでしょうか？　それとも言い返すでしょうか？　このような場合，自分自身を擁護するのが望ましいでしょう。実はこれこそが，自分自身に対して非断定的ということです。そろそろ自分いじめをやめてはいかがでしょうか？

心の痛みを和らげる **4**

エクササイズ

19

断定的から非断定的へ

　次の文章はすべて断定的です。それらを読んで，非断定的な言い方に変えてみましょう。
書き終えたら，その内容が感情ではなく事実に沿っているかどうか，誰か信頼できる人に
確認してもらってもよいでしょう。最初の文章は例です。その他の文章はエクササイズ17
から抜粋しています。

運転をしているとき，急に別の車が割り込んできた。

　　断 定 的：この大バカ野郎！

　　非断定的：急に割り込むなんて信じられない！　死ぬほど怖かったし，腹が立つ！　危
　　　　　　　うく車道から外れて事故になるところだった。

数学の成績がBだった。

　　断 定 的：もっと良い成績をもらってもよいはずだ。

　　非断定的：＿＿＿＿＿＿＿＿＿＿＿＿＿＿＿＿＿＿＿＿＿＿＿＿＿＿＿＿＿＿

　　＿＿＿＿＿＿＿＿＿＿＿＿＿＿＿＿＿＿＿＿＿＿＿＿＿＿＿＿＿＿＿＿＿＿＿＿

昨夜，門限を破ってしまったため両親に2週間外出を禁じられた。

　　断 定 的：うちの両親は意地悪だ。

　　非断定的：＿＿＿＿＿＿＿＿＿＿＿＿＿＿＿＿＿＿＿＿＿＿＿＿＿＿＿＿＿＿

　　＿＿＿＿＿＿＿＿＿＿＿＿＿＿＿＿＿＿＿＿＿＿＿＿＿＿＿＿＿＿＿＿＿＿＿＿

学校の人気者が開くパーティーに招待されなかった。

断 定 的：私は負け犬だ。

非断定的：＿＿＿＿＿＿＿＿＿＿＿＿＿＿＿＿＿＿＿＿＿＿＿＿

＿＿＿＿＿＿＿＿＿＿＿＿＿＿＿＿＿＿＿＿＿＿＿＿＿＿＿＿＿＿

断 定 的：R&B（もしくは自分が好きな音楽）は最高だ。

非断定的：＿＿＿＿＿＿＿＿＿＿＿＿＿＿＿＿＿＿＿＿＿＿＿＿

＿＿＿＿＿＿＿＿＿＿＿＿＿＿＿＿＿＿＿＿＿＿＿＿＿＿＿＿＿＿

断 定 的：J・K・ローリング（もしくは自分が好きな著者）は素晴らしい作家だ。

非断定的：＿＿＿＿＿＿＿＿＿＿＿＿＿＿＿＿＿＿＿＿＿＿＿＿

＿＿＿＿＿＿＿＿＿＿＿＿＿＿＿＿＿＿＿＿＿＿＿＿＿＿＿＿＿＿

　ここまで読み進めると，断定に気がつくのは難しくても，このスキルはネガティブな感情を減らし，扱いやすくすることにとても役立つことがわかってきたかもしれません。

自分を尊重する

　非断定的な態度は基本的に，感情を上手に扱うのに役立つでしょう。ネガティブな感情の炎に薪をくべて余計な心の痛みを生み出さない限り，あなたの感情のバケツはつねに満杯になることはないでしょう。この点に関して，自分を尊重すること（自分の感情に対して批判的にならない）は非常に役立ちます。

　今までに，自分の感情に対して断定的になっていると思ったことはありませんか？　たとえば，誰かに対して腹を立てているのに，怒りを感じるべきではないと考えたり，ゴチャゴチャ言うのをやめて怒りを消そうとしたりしてきたかもしれません。ひょっとしたらネガティブな感情が湧いてくることを良くないと考え，何とかそれを取り除こうとしたかもしれません。これでは自分を尊重したことにはなりません。これでは気分を改善するどころか悪化させるだけです。以下の例を見てみましょう。

カレブのエピソード

　カレブは，約2カ月付き合った彼女に振られてしまいました。彼女のことをとても大切に思っていたため，彼女が同じ気持ちではなかったことにとても傷つき悲しみました。しかしカレブは，こんなに沈んでいるのは「バカバカしい」と考えていました。「彼女には尽くすだけの価値がない。僕は乗り越えるべきだ。気落ちしているのはバカげている」と自分に言い聞かせつづけました。次第に落ち込みつづけている自分に対して怒りを感じるようになり，当然，気分が悪化していきました。彼女との別れに傷つき悲しんでいましたが，さらに自分に怒りも感じることになりました。

　上のエピソードを読んで，カレブが自分の気持ちを断定（批判）した結果，自分に対して腹を立てたことがおわかりでしょうか？　自分を尊重していないと，このようなことが起きてしまいます。こうした場合，どのようにすればよいのでしょう？　あなたは日頃から自分を尊重していますか？　それとも卑下していますか？　次に示すエクササイズを通して，そのことについてもう少し考えてみましょう。

81

エクササイズ

20

自分を尊重できるか否か?

　誰にでも，自分を尊重できるときとできないときがあります。それは状況や関係している人によって変わりますが，ここで重要なのは，自分の感じている感情によっても変わるということだと覚えておいてください。下の感情のリストを見て，あなたが尊重できるもの，つまり，その感情を抱いても自分自身を批判せずに受け入れることができるもの（必ずしもその感情を好きでなくてもよいが，感じてもよいと思えるもの）の横に「○」印をつけましょう。これ以外に書き加えたい感情があれば，下線部に書き込みましょう。

怒り	パニック	激怒	寂しい
不安	憤慨	くたくた	落ち着き
リラックス	幸せ	心配	やるせない
むっとしている	興奮	惨め	ゆううつ
どんより	有頂天	嬉しい	＿＿＿＿＿＿
イライラ	落ち着かない	くよくよ	＿＿＿＿＿＿
落ち込み	怖い	辛い	＿＿＿＿＿＿
不満	苦しい	悲しい	＿＿＿＿＿＿

心の痛みを和らげる **4**

　次は，もう一度左のリストの感情を見て，あなたが尊重できない感情，すなわち，その感情を抱く自分を批判してしまうものの横に「**✕**」印をつけましょう。他のエクササイズ同様，これらの感情について検討する前に，しっかりとその感情を経験する必要があるかもしれません。自分がどのように考えたり感じたりしているかを検討することに，あまり慣れていない人が多いと思います。あなたもそうだとしたら，これらの感情をしっかりと経験した後にこのエクササイズに戻り，その感情を抱く自分を尊重できるか否かをチェックしてみましょう。

感情に関するメッセージ

　自分の感情に対して「どのように」考えているかについて検討してみると，自分が「なぜ」そのように考えるかがわかってきます。私たちは自分の感情について，家族，友人，社会からのメッセージを日頃から多く受け取っています。たとえば，両親から「腹を立てるのは良くない」と諭されたり，あなたが悲しんでいるときに「もう十分だよ。いい加減立ち直れよ」と友人から言われたりしたかもしれません。また社会から「男の子は泣くべきではない」といったステレオタイプ的なメッセージを受けることもあります。次に示すエピソードは，日常生活のなかで感情に関してメッセージを受け取っている人たちの話です。これらを読みながら，自分の感情に対する考えや信念がどこから生じるのかを考えてみましょう。

タイラーとブランドンのエピソード

　タイラーの両親は，彼が10歳のときに離婚しました。タイラーは，離婚する前から両親が頻繁に口論をしていたのを覚えていました。父親は仕事で遅く帰ることが多かったのですが，母親は連絡がないと腹を立てていました。父親は家計を支えるために残業しているのだから，母親が怒る権利はどこにもないと言いつづけていました。父親は「（母親は）私をただ怒らせたいだけなんだ」と言っていました。

　タイラーは13歳になると，怒りに関して問題を抱えるようになりました。彼は怒りをできるだけ抑えつけて表に出すことはありませんでした。なぜなら，怒りを表に出すことは「いけないこと」だと信じていたからです。しかし，それまで溜まってきた怒りが一挙に爆発するようになりました。タイラーが小さなことでキレたり，何をしでかすか予測ができなくなってしまったため，友人も距離を置くようになってしまいました。家族との関係も悪化し，タイラーはさらに孤独を感じるようになりました。

　ブランドンは，感情をあまり表に出さない家庭で育ちました。彼が興奮すると，うるさいから落ち着くようにとたしなめられました。悲しくても，泣き言を言うのをやめるようにと注意されました。泣いているときは「男の子は泣くものじゃない。まるで女の子みたいだ」

83

と言われました。怒りは「意地悪」で「良くない」，不安は「臆病」で「こわがり」と決めつけられていました。彼が感じたさまざまな感情が否定的に扱われていたことを考えると，感情を素直に感じて表現するのがブランドンにとって難しいのも無理のない話です。彼はなんとか自分の感情を無視したり避けたりしていました。自分の感情を受け入れることができなかったのです。感情に対するネガティブなメッセージをあまりに長い間受けていたため，こうした感情を感じる自分を批判するようになっていました。

　これらは，感情に関する信念がいかに形成されたかを示す例です。私たちが受け取るメッセージは，ときにタイラーのように微妙なものです。直接的に言われたものではないにもかかわらず，自分のものになってしまいます。ほかにもメッセージが直接的なときもあり，ブランドンの例のように，その感情は良くないとはっきり言われる場合もあります。

心の痛みを和らげる 4

エクササイズ

21

感情に関して
どのようなメッセージを受けてきたか？

　エクササイズ20のリストを見直して，自分が尊重できない感情を選び，その感情を下の
「感情」と書かれている空欄に書き込みましょう。次に，その感情についてこれまで家族，
友人，社会から受けてきたメッセージを何でも書き出してみましょう。最後に，こうした
メッセージに対するあなたの印象や意見も書いてみましょう。もし欄が足りなくなったら
別の用紙を使いましょう。最初に例を挙げておきます。

感情：不安

この感情について受けたメッセージ：このように感じるべきではない。バカげている。

こうしたメッセージを受けて，この感情に対してどんな印象や考えが浮かぶか？：この感
情は自分を弱くする。不安を感じることを恥ずかしいと思う。

感情：＿＿＿＿＿＿＿＿＿＿＿＿＿＿＿

この感情について受けたメッセージ：＿＿＿＿＿＿＿＿＿＿＿＿＿＿＿＿＿＿＿

＿＿＿＿＿＿＿＿＿＿＿＿＿＿＿＿＿＿＿＿＿＿＿＿＿＿＿＿＿＿＿＿＿＿＿＿＿＿

＿＿＿＿＿＿＿＿＿＿＿＿＿＿＿＿＿＿＿＿＿＿＿＿＿＿＿＿＿＿＿＿＿＿＿＿＿＿

こうしたメッセージを受けて，この感情に対してどんな印象や考えが浮かぶか？：

＿＿＿＿＿＿＿＿＿＿＿＿＿＿＿＿＿＿＿＿＿＿＿＿＿＿＿＿＿＿＿＿＿＿＿＿＿＿

＿＿＿＿＿＿＿＿＿＿＿＿＿＿＿＿＿＿＿＿＿＿＿＿＿＿＿＿＿＿＿＿＿＿＿＿＿＿

感情：＿＿＿＿＿＿＿＿＿＿＿＿

この感情について受けたメッセージ：＿＿＿＿＿＿＿＿＿＿＿＿＿＿＿＿＿＿＿

＿＿＿＿＿＿＿＿＿＿＿＿＿＿＿＿＿＿＿＿＿＿＿＿＿＿＿＿＿＿＿＿＿＿＿＿＿

＿＿＿＿＿＿＿＿＿＿＿＿＿＿＿＿＿＿＿＿＿＿＿＿＿＿＿＿＿＿＿＿＿＿＿＿＿

こうしたメッセージを受けて，この感情に対してどんな印象や考えが浮かぶか？：

＿＿＿＿＿＿＿＿＿＿＿＿＿＿＿＿＿＿＿＿＿＿＿＿＿＿＿＿＿＿＿＿＿＿＿＿＿

＿＿＿＿＿＿＿＿＿＿＿＿＿＿＿＿＿＿＿＿＿＿＿＿＿＿＿＿＿＿＿＿＿＿＿＿＿

感情：＿＿＿＿＿＿＿＿＿＿＿＿

この感情について受けたメッセージ：＿＿＿＿＿＿＿＿＿＿＿＿＿＿＿＿＿＿＿

＿＿＿＿＿＿＿＿＿＿＿＿＿＿＿＿＿＿＿＿＿＿＿＿＿＿＿＿＿＿＿＿＿＿＿＿＿

＿＿＿＿＿＿＿＿＿＿＿＿＿＿＿＿＿＿＿＿＿＿＿＿＿＿＿＿＿＿＿＿＿＿＿＿＿

こうしたメッセージを受けて，この感情に対してどんな印象や考えが浮かぶか？：

＿＿＿＿＿＿＿＿＿＿＿＿＿＿＿＿＿＿＿＿＿＿＿＿＿＿＿＿＿＿＿＿＿＿＿＿＿

＿＿＿＿＿＿＿＿＿＿＿＿＿＿＿＿＿＿＿＿＿＿＿＿＿＿＿＿＿＿＿＿＿＿＿＿＿

　　自分の感情についてどのように考えているのかをじっくり検討してみると，過去のメッセージと関係なく，自分を尊重することができることに気づくでしょう。

心の痛みを和らげる **4**

エクササイズ

22

自分を尊重する

　このエクササイズを通して，自分の感情についての考えを知る練習ができ，同時に，こうした感情に関して今までとは違うメッセージを自分自身に語りかけることができるようになるでしょう。自分を尊重するフレーズの例を下に示します。あなたが感じていることに対して批判のない語りかけです。このような語りかけをしていくと，気分が悪くなることはなくなるでしょう。

- このように感じるのは悪いことではない

- これは人として，ごく普通の感情だ

- 誰だってときにはこのように感じる

- このように感じるのは当然だ

- こういう感情を抱いてもいい

　これまであなたが尊重してこなかった感情に応用できそうなフレーズに，アンダーラインを引きましょう。そしてそれらの感情について，批判的でなく，バランスの取れたフレーズがさらに思い浮かべば，次ページに書き出してみましょう。ただしそれは，こうした感情を好きになることでも変えようとすることでもありません。むしろ，あなたが体験した感情を批判しない方法です。そうすれば，感情の炎に薪をくべて，より強い痛みを引き起こすことはなくなるでしょう。

87

_____

_____

_____

_____

_____

　このような方法で自分の考え方を変えるのはとても難しいかもしれません。日頃携帯できるノートなどに，自分が尊重できる言葉のリストを改めて書き出してもよいでしょう。もしあまり好きでない（または，尊重してこなかった）感情を抱いたら，書き溜めたフレーズを読み上げてみるとよいでしょう。

現実を受け入れる

　この章ではここまで，心の痛みを和らげるためのスキル（自分自身，他人，自分の感情を批判しない）を学んできました。次に示すスキルも，心の痛みを和らげるのに役立つという点では似ていますが，今度はその状況についてあなたがどう考えるかという点に焦点を当てていきます。

　最近，辛い状況に直面して「こんなの不公平だ，これは正しくない，こんなはずじゃない」といった言葉をつぶやきたくなったことはありますか？　その状況に対して，そのような考え方は役立ちましたか？　または，そのように考えたせいで，さまざまな感情が湧いてきたり，感情が強くなったりしましたか？　心の痛みを引き起こすものが何であれ，それと闘おうとするのは至って自然なことです。しかしながら，このような方法で現実と闘っても，心はさらに痛むばかりです。このことについて，次のエクササイズで検討してみましょう。

心の痛みを和らげる 4

エクササイズ

23

現実と闘って
何が得られるか？

　最近，「納得できない」「こんなはずじゃなかった」「こんなのひどい」などと考えたこと
はありますか？　そのときのことを思い浮かべ，次の質問に答えましょう。

　その状況について簡単に説明してください。

_____

_____

　その状況と格闘していたとき，どのように感じていましたか？　もし質問に答えるのが
難しかったら，4つの感情の分類（怒り，悲しみ，恐れ，幸せ）で考えてみましょう。そ
の際，複数の感情を同時に感じていたかどうかも思い出してください。そのときの感情を
すべて書き出しましょう。

_____

_____

89

その状況と格闘していたとき，どんな行動を取りましたか？　たとえば，現実から逃れるために，寝たりお酒を飲んだりしたかもしれません。または感情が高ぶって大泣きしたり，他人に暴言を吐いたりしたかもしれません。思いつく限り，そうした行動を書き出しましょう。

その現実との格闘から，何か得られたものはありましたか？

　直面している状況を受け入れられないと，感情が雪だるま式に膨れあがると言われています。これは自分や他人を批判したり感情を尊重しなかったりしたときも同じです。この点について理解を深めるために，下記の例を見てみましょう。

ケリーのエピソード

　ケリーは14歳のときに，ブラッドという初めてのボーイフレンドができました。彼女はブラッドに夢中になり，1年ほど付き合いました。一緒に過ごす時間があまり取れなかったにもかかわらず，ケリーはすべてうまくいっていると思っていました。しかしある日突然，ブラッドは別の女の子と付き合いはじめ，もう別れたいとケリーに告げました。彼女はブラッドの考えを変えようと努めましたが，無駄でした。
　ケリーはひどく落ち込んで，次の日学校を休み，一日中自分の部屋にこもって泣いていました。彼女は「こんなはずじゃなかった。あんなに幸せにしてくれた人を失うのは納得できない」と思いました。数日間かなり取り乱した後，身体の痛みで心の痛みを誤魔化せると思い，刃物で自分を傷つけてしまいました。ブラッドが自分の下を去り，こんなに辛い感情を感じているのは，自分が何か間違っていたからだと考え，自分を傷つける行為には自分を罰する意味もありました。

　好きだった人から突然別れを告げられると，誰でも辛い思いをするでしょう。恋人との別れは辛く，こうした喪失は通常大きな悲しみをもたらします。しかしながら，ケリーは「納得できない」「こんなはずじゃない」などと考えて，その状況と格闘していました。こんなふうに考え，喪失による悲しみに留まらず，悲しみが激化して自分を傷つけてしまい

心の痛みを和らげる **4**

ました。また，自分を傷つける行動は自分に対する怒りの不健全な表現にもなってしまったのです。その後の展開を見てみましょう。

時間が経つにつれ，ケリーはブラッドが別の子を選んだことを受け入れはじめました。彼女は，現実をつねにコントロールできないこと，そして気に入らないことが起きてもそれに向き合わねばならないことに気がつき，「これが現実だ」という言葉を噛みしめながら日々過ごしました。次第に，今までになかったスタンスのおかげで，自分も人生も前向きになっていると実感するようにもなりました。たしかに悲しみは依然としてあり，ブラッドを恋しく思う気持ちは続いていましたが，ケリーは自分に非難や怒りを向けるのを止めました。そして彼女の辛い感情は減り，耐えられるようになりました。

現実と闘うvs受け入れる

人生で起きるさまざまな辛い出来事（現在，起こっていることも含む）を受け入れるのは容易ではありません。私たちには現実を受け入れる代わりに，否定したり闘ったりして，現実に向き合わないようにするところがあります。しかし現実を受け入れることを拒んだとしても，その出来事が起こったという事実が変えられるわけではありません。現実と闘っても物事は良い方向へと運ばず，心の痛みはより強くなるだけなのです。

現実を受け入れるということは，現実をあるがままに認めることです。そして，現実と闘ったり，別のものに置き換えたりせずに，その現実に応じて行動することです。ここで大事なのは，「受容」と「諦め」は別だということです。受容とは非断定的なものです。つまり，何かを受容するときには，それが良いとか悪いとかいうのではなく，単にそれを事実として認めます。先ほどの例では，ケリーは自分の気に入らない状況であっても受け入れることができるようになりました。この章の前半で，断定することが心の痛みを強くするということをお伝えしました。現実を受け入れるということは，現実に対した非断定的な態度を取ることだと考えられます。

91

現実を受け入れないとは？

　現実を受け入れるということは，諦めたり状況を変えるのを止めたりすることではありません。また，受動的になることでもありません。たとえば，親があなたに対して厳しい判断をした際に，それに対して何もせずにいることが受容ではありません。まず一旦親の判断を受け入れますが，それから親の考えが変わる可能性を模索しながら話し合うということです。

　私たちは現実をつねにコントロールできるわけではありません。そのため辛い思いをするときもあります。愛する人を亡くしたときも，その現実を変えることはできません。過去に起こったこともそうです。過去に自分がしてしまったこと，しなかったこと，他人にされたことについて，後悔，罪悪感，恥，自分への怒りを感じる人もいます。しかし，過去に起きた出来事をコントロールすることはできませんし，過去に戻って事態を変えることもできません。起きてしまったことをどうすることもできないときでも，それを受け入れることで前に進むことはできると思います。受け入れてもその現実自体は変わりませんし，心の痛みも完全に消えることはありません。しかし，そうすることで心の痛みは和らいでいくのです。

心の痛みを和らげる **4**

エクササイズ

24

現実の受容が
どのように役立つか?

　エクササイズ23で用いた状況を使って,現実の受容がどのように役に立つのかを考えてみましょう。次の質問に答えてください。

　これまで,ほんの短い間であっても現実を受容できたことはありますか?　もしあれば,その状況を受容してどんなことが得られましたか?

_____

_____

　もし現実をしっかりと受容できた経験がなかったとしたら,上記とは別の辛かった状況(例 家族の誰か・友人・ペットの死,恋人や友人との別れ)で,徐々に受容することができたことを思い出してみましょう。その現実を受け入れることが自分にどう役立ったか思い出すことができますか?　下にいくつか例を挙げましたので,空欄にあなたの経験も書き加えましょう。

- そのことについて,あまり頻繁に考えなくなった。

- 自分に対する怒りが鎮まった。

- 特定の人たちを避けなくなった。

- _____

- _____

93

- _____

- _____

　人生において，受け入れていない過去や現在の出来事はありますか？　格闘していると思う状況をすべて書き出しましょう。もし欄が足りなければ，別の用紙を使いましょう。

_____

_____

_____

_____

　上に挙げた状況のうち1つを選択し，この状況を受け入れることが自分にどう役立つかを検討してみましょう。たとえば，気持ちが変わったり，感情を和らげたりするでしょうか？　行動に変化を及ぼすでしょうか？

_____

_____

_____

_____

　次に，依然として受け入れ難い状況を1つ選んでください。その状況を受容するために，自分自身に対してどんな言葉をかけてあげることができるでしょうか？　いくつかの例を挙げましたので，参考にしてください。

- これが現実だ

- 今はきついけれど，乗り越えられる

- 気に入らないけれど，しかたない

94

心の痛みを和らげる 4

- _____
- _____
- _____
- _____

　ここでもマインドフルネスが役に立ちます。自分が現実と格闘しているときには，まずそれをしっかりと自覚する必要があります。その次に，現実を受け入れるためのフレーズをいくつか自分に向かって語りかけてみましょう。これは簡単な作業ではありません。心の痛みが強いほど，受容するのは難しくなります。しかしながら，長く続ければ成果はきっと出ます！

　3つすべてのスキル（非断定的であること，自分を尊重する，現実を受け入れる）を用いたマインドフルネスの訓練をすることは非常に重要です。なぜなら，思考はたいてい自動的に起こるために把握するのがとても難しく，自分でも何を考えているかをあまり意識していないことが多いからです。第2章のエクササイズ11に戻って，マインドフルのエクササイズを練習しましょう。断定してしまうこと，感情について自分が思っていること，現実と格闘していることについて次第に気づけるようになるでしょう。

95

エクササイズ

25

思いやりの瞑想

　この章で紹介してきたスキルはどれも非常に難しいものですが，練習によって心の痛み
は和らいでいき，自分自身に対してより優しくできるようになるでしょう。このマインド
フルネスのエクササイズ（Brantley and Hanauer, 2008）は，自分自身により優しく接する
ことにも役立ちます。このエクササイズでは自分自身への思いやりに焦点を当てていきま
すが，次第に思いやりを他の人に対して広げていけるかもしれません。

　心地良くリラックスできる場所で，座るか横になりましょう。まず呼吸に集中するとこ
ろから始めましょう。その際，呼吸を変えようとはせず，呼吸をどう感じるかに意識を向
けましょう。心地良さを感じながら，ゆっくり深く息を吸い込んで，吐き出しましょう。

　呼吸に集中しながら，優しさ，親しみ，温かみ，思いやりなどのポジティブな感情と自
分をつなげてみましょう。これらの感情は，大切に思う対象と一緒にいるときに感じるも
のです。たとえば，帰宅したときにペットが出迎えに来てくれたときや，なんとなく親切
なことをしたときなどに経験するものです。他人に対して感じたことのある温かみや優し
さを思い起こしてみましょう。そうした感情があたかもこの瞬間に起こっているかのよう
に想像してみましょう。喜びや愛情などのポジティブな感情を感じてみましょう。こうし
た優しい感情を抱きつつ，次のような言葉を自分に対して穏やかに語りかけてみましょう。

　幸せになれますように。

　健康になれますように。

　穏やかになれますように。

　無事でいられますように。

96

心の痛みを和らげる **4**

　こうした言葉を，心のなかで言っても声に出してもよいでしょう。いずれにせよ，言葉の意味を噛みしめながら言ってみることが大切です。もしかしたら自分に対して優しさを感じることは難しいかもしれません。習慣を変えるには時間がかかるということを思い出してください。今後，できるだけ自分を批判しない練習をしましょう。これは時間をかけるだけの価値があります。このエクササイズを定期的に練習すれば，自分自身に対して優しい，愛情のある，穏やかな態度を取ることができるようになるでしょう。それによって，自分に対して批判的でなくなり，自分の感じている感情を尊重し，現実を受容することができるようになるでしょう。

第4章まとめ

　この章では，心の痛みを和らげるためのスキルを扱ってきました。断定（批判）的な態度を減らし，自分の感情を尊重し，辛い状況を受容できるよう努力することによって，心の痛みを和らげることができるでしょう。心の痛みが和らぐと，自分の感情も扱いやすくなるということを覚えておきましょう。徐々に他人に暴言を吐くことが少なくなり，これまで感情の対処に用いてきた不健全な方法がなくなり，上手に感情を扱うことができる自分に気がつくでしょう。時間をかけて一生懸命これらのスキルに取り組めば，変化に気がつくときが来るでしょう。

Surviving a Crisis Without Making It Worse

chapter **5**

第5章 | # 危機を乗り越える

感情が激しくなって，どうしたらよいかわからなくなるときは，誰にでもあります。このようなとき，その感情を一時的に紛らわせる行動を取りたいという衝動に駆られるものですが，そうした行動は長い目で見ると悪影響をもたらすことがあります。この章では，危機的な状況を健全に乗り越えるための対処法を学びます。

タメカのエピソード

タメカは13歳頃から感情のコントロールに問題を抱えていました。気持ちの落ち込みが激しいときは死にたくなったりもしました。また，悲しみや怒りにまかせて家族や友人に怒鳴ってしまった後は，自分を傷つけることもありました（ナイフを使う，強くつねるなど）。これは，大切な人に八つ当たりをしてしまった自分への罰のようなものでした。この身体の痛みは，彼女の心の痛みを誤魔化してもくれました。不健全な対処法であることはタメカも承知していましたが，それでも止めることができませんでした。彼女はその対処法に一定の効果を感じており（少なくともその行動を始めた直後は），この慣れたパターンを変えるよりも繰り返すほうが簡単だったからです。家族や友人の目にはタメカが努力していないように見えたため，彼らは徐々にイライラしてきました。タメカは変わりたいと思っていましたが，別の対処法がわかりませんでした。

よく似た話を聞いたことはありませんか？　自殺や自傷をしようとまで思わなくても，高まった感情に対処するために，その場しのぎの行動をした経験は誰にでもあるはずです。こうした行動は最終的に状況を悪化させがちです。アルコールや薬物に頼ったり，過食や拒食になったり，一日中寝たり，ビデオゲームをするなどして，現実から逃避しようとする人もいるかもしれません。この章では，こうした役に立たない行動を止め，短期的にも長期的にもネガティブな影響のない対処スキルを練習していきます。はじめに，これまで危機的な状況において，どんな対処をしてきたかを振り返ってみましょう。

エクササイズ

26

どうやって対処するのか?

　なぜ不健全な対処法を変えることは難しいのでしょうか？　それは，短期的には効果が
ある場合が多いからです。感情がひどく高ぶってしまって，どうしたらよいかわからない
とき，私たちはとりあえず気を紛らわせようとします。しかし，その効果は長続きしませ
ん。その感情は一時的に弱まるかもしれませんが，依然として存在しているからです。実
は不健全な対処をすることで，より多くの痛みを抱えることにもなります。なぜなら不健
全な対処をした後は，罪悪感，恥，自分への怒りなどが湧き上がってくることが多いから
です。それに加え，タメカの例のように，周りの人たちをイライラさせてしまうのです。
　右に不健全な対処の例を示しました。このリストのなかで，あなたがしてしまうものが
あったら，チェックを入れましょう。最後の空欄には，長期的に効果がないにもかかわら
ず，あなたがついやってしまう行動も付け加えてください。

100

危機を乗り越える 5

- ☐ リストカット
- ☐ 自殺すると周りの人を脅かす
- ☐ 嫌なことを避けるために寝る
- ☐ お酒を飲む
- ☐ 薬物を使う
- ☐ ギャンブルをする
- ☐ ゲームにのめりこむ
- ☐ 大事な人に暴言を吐く
- ☐ 食事を取らない
- ☐ 過食をする
- ☐ 自殺を試みる

- ☐ 髪の毛を抜く
- ☐ 自分をつねる
- ☐ 他人に対して乱暴になる
- ☐ 物を投げる
- ☐ 頭を壁にぶつける
- ☐ 危険な性的行動に走る（囲 避妊をしない，行きずりの相手とセックスをする）
- ☐ _____
- ☐ _____
- ☐ _____
- ☐ _____

　上のリストのなかから，あなたが比較的よく行っているものを選んでください。こうした行動の引き金になるものがわかりますか？　引き金となっている出来事，人，状況など思いつくことを書いてみましょう。

_____

_____

_____

　こうした行動が危機的な状況においてどのように役に立つのかを書いてみましょう。

_____

_____

_____

101

この行動はあなたにどんな悪影響を与えるでしょうか？　先にも述べたように，こうした行動はおそらく短期的には役立つため，悪影響について考えるのは少し難しいかもしれません。そのため，誰か信頼できる人に手伝ってもらってもよいかもしれません。思いつくネガティブな結果をすべて下に書き出してみましょう。

私たちは，他人よりも自分に対してずっと厳しく接しがちです。同じ状況にいる友人に話すように，自分自身に語りかけてもよいでしょう。あなたが自分の親友だったり，大事な家族だったり，愛らしいペットであると想像してみましょう。そんなあなた自身へ，現在の不健全な対処法について手紙を書いてみましょう。その対処法が大切なあなた自身にどのような影響を与えるのかを伝え，別のやり方を試すように励ましましょう。もし空欄が足りなければ，別の用紙を使っても構いません。

これまで危機的な状況下であなたが取った行動のなかで，ネガティブな影響を与えなかったものもきっとあると思います。辛い感情から距離を置くために，散歩したり誰かに話をしたり映画を観たりするなど，効果が感じられた行動もあったと思います。これまでにやってみた効果的で健全な対処法を下の空欄にリストアップしてみましょう。

_____   _____   _____   _____

_____   _____   _____   _____

_____   _____   _____   _____

_____   _____   _____   _____

気を紛らわすためのスキル

危機的な状況下では，直面している問題を解決することができないかもしれません。もし解決できるなら当然解決したいと思うでしょうし，危機も消滅するでしょう！　しかしその問題が解決できず，感情がくすぶりつづける場合，最善の方法は，長期的に見て事態を悪化させないように，その問題から気を逸らすことです。先ほどあなたが作った健全な対処法のリストは，おそらく気を紛らわせるためのスキルリストにもなっているでしょう。なぜなら，あまりにも感情が高ぶって筋道立てて考えることが難しいような場合でも，気を紛らわすことができれば，ある程度気分が良くなること（それが単に一時的なものであったとしても）がわかっているからです。

エクササイズ

27

気を紛らわせる

　抱えている問題や感情から距離を取るために何ができるか，下のリストを読んで考えてみましょう。危機的な状況の際に気を紛らわせるように，別の用紙にオリジナルのリストを作って，日頃から携帯するのもよいでしょう。

絵を描く（落書きでも可）

写真を見る

詩や短い物語を書く

幸せを感じたときのことを思い出す

歌ったり踊ったりする

昔の卒業アルバムを見る

卒業後の人生について想像を膨らませる

映画館に行く

外で時間を過ごす

自分の良いところをリストアップする

フェイスブックにお気に入りの写真を
　アップする

フェイスブックのステータスを
　アップデートする

どこかに行って人間観察をする

恋しいと思っている人に連絡する

兄弟や友人とボードゲームで遊ぶ

メールをチェックする

音楽やリラクセーションCDを聴く

友人と時間を過ごす

新しいヘアスタイルを試す

目を閉じて好きな場所にいる自分を想像する

楽器を演奏する

何か新しいことを習いはじめる

日記を書く

好きなスポーツをする

携帯電話やスマホの面白い着信音を探す

危機を乗り越える 5

家族のために料理やお菓子を作る

映画や好きなテレビ番組を観る

家族や友人のために何か良いことをする

自分の部屋の模様替え（または整理）をする

クロスワードパズルをやる

　こうした活動のすべてが役立つわけではないと思います。たとえば，もしあなたが運動をしないのであれば，リストに加えても意味がありません。しかし思いつく限りたくさんの項目をリストアップしましょう。そうすれば，危機が差し迫ってきたり，すでに危機的な状況に陥ってしまったと気がついたら，改めて何をすればいいのかを考える必要がなくなります。リストを取り出して，そこに書いていることを実行してみればいいのです。もし選んだ項目では数分しか効果がない（または，まったく効果がない）と思ったら，次の活動を選びましょう。選択肢が多ければ多いほど，気を紛らわすことができますし，危機を乗り越えることができるでしょう。

心を落ち着かせるためのスキル

　第3章で紹介したように，心の痛みを和らげるためには身体をいたわることが重要です。自分をいたわって心の健康を保つこと（リラックスできることをする，心を和ませる，安らかな気持ちでいる）も大切です。ここで紹介する心を落ち着かせるスキルは，危機的な状況で実践できますが，危機を防ぐために定期的に行うことも大事です。もし定期的に練習をしておけば，たとえストレスの多い状況下でもうまく対処することができ，危機的なレベルまで悪化することもないでしょう。

　自分を落ち着かせるための方法を見つけ出すにあたり，まずあなたが心地良いと感じることを考えてみましょう。たとえば，もし犬を飼っていたら，その犬と一緒にいることは心地良いかもしれません。犬をなでながら一緒に時間を過ごすのもよいと思います。もちろん，心地良い活動は人によって異なります。

エクササイズ

28

心を落ち着かせる

　これまでやってみて気分が良くなったこと（例 誰かに抱きしめてもらう，お風呂に入る，布団のなかで読書をする）について考えてみましょう。その際，自分の五感（味覚，触覚，視覚，嗅覚，聴覚）のどれが心地良いのか，そして，どんなことをすればそれぞれの五感が心地良いかについて，考えてみましょう（Linehan, 1993）。たとえば，好きな物を食べること（もちろん適度な量で！）で気持ちが落ち着く人もいますし，ペットを可愛がったり，庭を鑑賞したり，焼き立てのパンの匂いを嗅いだり，大切な人の声を聞いたりすることで落ち着く人もいます。

　あなたはどんなことをすると心が落ち着きますか？　思いついたことを，先ほど挙げた気を紛らわせるためのリストに加えましょう。以下に例も挙げておきます。

　ホットチョコレートを飲む

　好きな音楽を聴く

　花の香りを楽しむ

　好きなものを食べる

　自然の音に耳を傾ける

　好きなものを鑑賞する

危機を乗り越える **5**

セーフティボックスを作る

　危機的な状況では，自分の好きな物が身近に置いてあると心が落ち着き，和むことがあります。これから創造力を働かせ，自分の好きな物をたくさん入れておけるような入れ物を作りましょう。下に示したのは，セーフティボックスに入るものの例です。

　　家族や友人の写真

　　お気に入りの動物のぬいぐるみ

　　ボディローション

　　野球カード

　　ペットロック（訳注 ペットに見立てた石）

　　ドライフラワー

　　好きな本

　　元気をくれる詩

　　旅行で買った思い出の詰まったお土産

危機回避プラン

　さてここからは，これまで学んだスキルをまとめていく作業に入ります。危機的状況では，筋道を立ててまともに考えるのが難しくなる場合があります。感情が高まってしまうと，長期的に見て良くないとわかっていても，つい安易な方向に流れてしまいがちです。まず最初に，あなたにとってのリスク要因（ストレスを引き起こすような人，場所，物事），および危機に陥りそうになったときの警告サインを知っておくことが大事です。あなたにとってのリスク要因は，夜の外出に厳しい親やいつも口論してしまう人かもしれません。また警告サインは，学校のことがどうでもよくなって宿題をしなくなったり，引きこもって睡眠を多く取るようになったりすることかもしれません。これから，自分自身を危機的な状況から助け出すにはどんなことができるか，そしてどんな人が助けてくれるかについて考えてみましょう。

　危機回避プランが事前に整っていれば，危機的状況でどうすればいいのかを考える必要がなくなります。事前に書いたプランを見ればよいのです！

107

エクササイズ

29

危機回避プランを作る

　まず，気を紛らわせるリストと心を落ち着かせるリストをもう一度振り返って，危機回避プランを作成してみましょう。自分が抱えている問題について気楽に話すことができ，かつあなたを支えてくれる人（親友，信頼できるおじさん・おばさん，兄弟姉妹など）と，このプランを共有するのもよいでしょう。

危機回避プラン

名前：＿＿＿＿＿＿＿＿＿＿＿＿＿＿＿＿＿＿＿＿＿＿＿＿＿＿＿＿＿＿＿＿＿＿

私のリスク要因（または引き金）：＿＿＿＿＿＿＿＿＿＿＿＿＿＿＿＿＿＿＿＿＿

＿＿＿＿＿＿＿＿＿＿＿＿＿＿＿＿＿＿＿＿＿＿＿＿＿＿＿＿＿＿＿＿＿＿＿＿

＿＿＿＿＿＿＿＿＿＿＿＿＿＿＿＿＿＿＿＿＿＿＿＿＿＿＿＿＿＿＿＿＿＿＿＿

危機（例 気持ちがコントロールできない）が起こりそうなときの警告サイン：

＿＿＿＿＿＿＿＿＿＿＿＿＿＿＿＿＿＿＿＿＿＿＿＿＿＿＿＿＿＿＿＿＿＿＿＿

＿＿＿＿＿＿＿＿＿＿＿＿＿＿＿＿＿＿＿＿＿＿＿＿＿＿＿＿＿＿＿＿＿＿＿＿

＿＿＿＿＿＿＿＿＿＿＿＿＿＿＿＿＿＿＿＿＿＿＿＿＿＿＿＿＿＿＿＿＿＿＿＿

危機を遠ざけるためにできること：

＿＿＿＿＿＿＿＿＿＿＿　＿＿＿＿＿＿＿＿＿＿＿　＿＿＿＿＿＿＿＿＿＿＿

＿＿＿＿＿＿＿＿＿＿＿　＿＿＿＿＿＿＿＿＿＿＿　＿＿＿＿＿＿＿＿＿＿＿

＿＿＿＿＿＿＿＿＿＿＿　＿＿＿＿＿＿＿＿＿＿＿　＿＿＿＿＿＿＿＿＿＿＿

自分を落ち着かせるためにできること：

_____ _____ _____

_____ _____ _____

_____ _____ _____

自分を支えてくれる人

電話する相手：_____ 電話番号：_____

助けを求める状況：_____

電話する相手：_____ 電話番号：_____

助けを求める状況：_____

電話する相手：_____ 電話番号：_____

助けを求める状況：_____

電話する相手：_____ 電話番号：_____

助けを求める状況：_____

誰にも電話がつながらないとき（圀 夜中）にかける緊急連絡先：

_____

危機的な状況下の私を助ける際に他の人に知っておいてもらいたい情報（圀 家族や自分にとって重要な人の情報，私の目標・趣味・関心）：

_____

_____

その他の連絡先（該当する場合）：

精神科医：_____

かかりつけの医者：_____

学校の生活指導員，ケースマネージャー，心理士などの専門家：

_____

家族，保護者，緊急時に連絡を取ることのできる人：

_____

第5章まとめ

　危機的状況を悪化させずに乗り越えることが難しい最大の理由として，事前の備えがないということが挙げられます。危機的状況では，いつもの安易で不健全な対処法に戻ってきてしまうことが多いのです。この章で紹介した内容にしっかりと取り組むこと（気を紛らわせる＆落ち着くためのリスト，セーフティボックス，危機回避プランの作成）で，事前の用意ができたと思います。今後，危機がやってきたら事前に作成したリストを取り出して，すぐに対処できるよう身近に置いてください。大変なときに，もうあれこれと考える必要はありません！

　こうしたスキルを繰り返し使っていくと，危機を経験することが少なくなっていることに気がつくでしょう。なぜなら，あなたはストレスや不快な感情を上手に扱うことができるようになっており，以前のように状況を悪化させなくなるからです。古い行動パターンに戻らず，本当に自分の人生や感情の扱い方を変えようと努めれば，それを見ている家族や友人からさらに多くのサポートが得られるようになるでしょう。

Improving Your Mood　　chapter 6

第6章 | 気分を改善する

　ここまで，辛い感情に対処するスキルや，心の痛みが生じるのを防ぐスキルを学んできました。しかし，これらのスキルを実践することで，気分が一時的に良くなったり，自分を誇らしく思ったりしても，さらに努力しなければ恒常的に気分が改善されないことを覚えておいてください。今後も落ち込み，不安，怒りを感じるときがあると思いますので，ひきつづき努力が必要です。したがって，この章では，**ポジティブ**な感情を増やしていくにはどうしたらよいかについて紹介します。

努力しなければ
気分は改善されない

　落ち込み，不安，怒りなどの辛い感情があるときは，たいてい何もする気が起こりません。何か楽しいことをしなければその気分はそのまま続き，ジレンマに陥ってしまいます。落ち込んだ気分のときに，何か楽しめることをできるだけやってみることは，落ち込みを止めるためにとても重要です！　もし楽しめることを何もしないと，ポジティブな感情が生まれる機会を逃すばかりでなく，退屈してしまうでしょう。この点について，ロバートのエピソードを紹介します。

111

ロバートのエピソード

ロバートは15歳頃に不安が強くなり，それから約1年後，双極性障害の診断が下されました。そのため，しばらくの間入院することになりました。これは彼にとって非常に辛い体験でしたが，さらに悪いことに多くの友人を失ってしまいました。ロバートは高校の最終学年のほとんどを欠席し，やっと復学したときには友人はすでに卒業していました。ロバートはなんとか高校を卒業し，双極性障害もようやくコントロールできるようになりましたが，不安に関しては相変わらずでした。大学進学後は，自分の状態を考慮して1学期に1つの科目しか履修しませんでした。売店でアルバイトも始めましたが，週に1日大学に行き，週に2～3日しかアルバイトに行かなかったため，ロバートは退屈していました。暇な時間は新たな問題へとつながっていきました。彼は退屈しのぎに普段よりもたくさん食べるようになりました。この退屈と過食による体重の増加のせいで，彼はより落ち込むようになりました。

ロバートが過食に走ったように，退屈に感じる状況はしばしば不健全な行動へと導きます。暇を持て余すと，考えすぎたり，くよくよと思いを巡らす時間が増えたりすることになります。そして，気分は落ち込み，不健全な衝動や行動へと駆り立てることになりかねません。これから，活動量を増やすことの大切さについて検討してみましょう！

気分を改善する 6

エクササイズ

30

楽しい活動

　あなたはどんなことをすると，幸せ，リラックス，満足，楽しさを感じられるでしょうか？　このエクササイズでは，このことについて考えていきましょう。生活のなかでこれを意識していくと，徐々に気分が良くなります。

　現在または過去に，楽しさ，リラックス，満足を感じられている（または，感じられていた）活動のリストを作りましょう。下の例にあなたも当てはまるものがあったら，それを丸で囲み，さらにあなた独自のものも空欄に書き足しましょう。

犬と遊ぶ	写真を撮る	絵を描く
スポーツをする	映画を観に行く	ペイントボールをする (訳注 サバイバル 　　　ゲームの一種)
読書をする	散歩に行く	友人と時間を過ごす
＿＿＿＿＿＿＿	＿＿＿＿＿＿＿	＿＿＿＿＿＿＿
＿＿＿＿＿＿＿	＿＿＿＿＿＿＿	＿＿＿＿＿＿＿
＿＿＿＿＿＿＿	＿＿＿＿＿＿＿	＿＿＿＿＿＿＿

　欄が足りなくなったら，別の用紙に書いてください。思い浮かぶ活動が多ければ多いほど，効果が得られるでしょう。

現在これらの活動を，週に何回やっていますか？＿＿＿＿＿＿＿＿＿＿＿＿＿＿＿＿＿

113

このような楽しいことを**毎日**するのが理想的かもしれません。大きな手間をかけたり長い時間を費やしたりする必要はありませんが，日頃から頻繁に楽しい活動を行うようになると（いつも同じように楽しさを感じられなくても結構です），気分が改善されるようになるでしょう。

もしこれまでに毎日できるような楽しい活動をしてこなかった人は，ここで少し考えてみましょう。下の空欄（書き足りなければ，別の用紙を使ってください）を使ってブレインストーミングをしてみましょう。創造力を働かせ，殻を破って考えてみましょう。面白い，リラックスできる，楽しめる，興味深いと思われる活動が頭に浮かんだら，とにかく書き出してみましょう。それが非現実的なこと（囫 飛行機の操縦法を習う）でも結構です。

_____

_____

_____

_____

実際にやってみたいと思っても，時間，お金，年齢などのさまざまな理由のためできないこともよくあります。そのような場合，それと似た活動をやってみるのはいかがでしょうか？　たとえば，写真撮影の講座を受講したいとずっと思っていてもお金に余裕がなない場合，フェイスブックやmeetup.comなどのウェブサイトで仲間を見つけて，共通の関心をもつ人たちから無料で知識を教えてもらえるかもしれません。もし仲間を見つけられない場合は，あなたが仲間を募るのもよいでしょう。写真に関する本を読んだり，地元の写真家を見つけてどうやって勉強したのかを聞いたりするのもよいでしょう。既成概念にとらわれないでください。計画を立てるのは，実際にやってみるのと同じくらい楽しいかもしれません。

次に，先ほどのリストのなかから1つ活動を選び，その活動（または，その活動と似たもの）を実際に行うためのプランについて考えてみましょう。

リストのなかで，あなたが一番やりたいと思う活動は何ですか？ _____

気分を改善する 6

その活動を妨げるものはありますか？　あるとしたら，それは何ですか？

_____

_____

　もし妨げるものがなければ，思い切ってその活動をするプランを立てましょう。その活動をする前に，もしまだ何か気がかりなことがあれば，どんなことを検討する必要がありますか？　また，別の方法を試してみるのもいいでしょう。どうしたらよいかわからない場合，誰か信頼できる人に頼んで手伝ってもらいましょう。

_____

_____

_____

　次のステップでは，別の活動にもどんどんチャレンジしてみましょう。

達成感を得る

　面白くて楽しめる活動をすることは重要ですが，生産的で**達成感**が得られる活動も必要です。弁証法的行動療法では，達成感を得ることも重視しています（Linehan, 1993）。どのような活動によって達成感が得られるかは人によってさまざまです。ある人にとっては，朝起きて時間通りに学校に行くことであったり，アルバイトをしたり，ジムに行ったり，ボランティア活動をしたり，バレーボールの練習をしたりすることでしょう。または，人と付き合うこと（友達と会う，パーティーに行く）かもしれません。何かに挑戦して「やり遂げた！」と自分に誇れる達成感が得られれば，どんな活動でも構いません。この点に関して，オリバーのエピソードを紹介します。

115

オリバーのエピソード

　オリバーは1年前に母親を亡くして以来，ずっと怒りをコントロールできずにいました。父親に対して頻繁にキレるようになってしまい，父親のせいでないとわかっているときでも暴言を吐いていました。1年経っても，母親を失った悲しみと怒りが収まらなかったのです。そこでオリバーはこのような感情に対処するため，この本に紹介されているマインドフルネスなどのスキルを練習してみることにしました。その結果，次第に感情がコントロールできるようになり，父親に対して暴言を吐くことも少なくなりました。怒りに巻き込まれることがなくなり，衝動的な言動がなくなっていきました。彼は気持ちが落ち着くまで時間を置き，それから何が気に入らないのかを父親に話せるようになりました。このような変化を通して，オリバーは達成感を感じるようにもなりました。行動を変えることができた自分に誇りをもち，満足していました。

気分を改善する **6**

エクササイズ

31

達成感を得るために
できること

　達成感を得るには，人それぞれのやり方があります。先ほど考えた楽しめる活動のなかのいくつかは，同時に達成感も得られると思います。下の空欄に，意欲をかきたてると同時に気分も良くすると思われる活動をリストアップしてみましょう。わかりやすいように，いくつか例を挙げておきます。

フードバンクでボランティア活動をする　　　近所の家の前を除雪する

遅刻せずに登校する　　　　　　　　　　　　家事の手伝いを時間通りに終わらせる

数学で良い点を取る　　　　　　　　　　　　友達と遊びに行く

_____　　　_____

_____　　　_____

_____　　　_____

　誇りや達成感が得られる活動がなかなか思いつかなかったら，やってみると気分が良くなりそうな活動について考えてみましょう。自尊心を高めたいと思っている友達にアドバイスをするようなつもりで取り組んでもよいかもしれません。また，誰か信頼できる人に助けてもらっても結構です。

117

目標を設定することの大切さ

　目標を達成すると，達成感が得られるものです。決めたことを実際にやってみる楽しさだけでなく，何かをやり遂げた達成感も得られるでしょう。また，目標に到達することで，幸せ，満足感，誇りなどのポジティブな感情が生まれてくるでしょう。自分に満足し，それがあなたの気分にポジティブな影響をもたらします。目標に向かって努力したり期待したりすることで，気分が改善され，衝動的に不適切な行動を取ることもなくなるでしょう。

アイーシャのエピソード

　アイーシャは摂食障害に苦しんでいました。彼女は，自分が不健全な行動を取っていることや，摂食障害のために多くが犠牲になっていることを理解していました。たとえば，人間関係が悪化したことです。また，食事を取らないことが原因でうつ気分になったり，集中・記憶に関して問題を抱えたりもしていました。それでも彼女は痩せたいという願望を捨てることができませんでした。

　ある日，地元の教会のボランティアグループと一緒にハイチに行くチャンスがあるのを知りました。地震で壊滅されたハイチを再建する手伝いをするというものでした。いつも彼女は旅行に行きたいと思っていましたし，人助けもしたいと思っていたため，参加の申し込みをしました。病気のままでは参加が認められないと思い，自分自身のケアをするようになりました。何も食べたくないという衝動が起こった際は，他人を助ける前に自分の体調を整えておかなければならないと自分に言い聞かせました。このようにして，衝動に反して健康的な食事ができるようになりました。目標をもつことで，彼女は摂食に関する問題を軽減し，健全な行動が取れるようになりました。

　ハイチに着くと，自分自身が困難を抱えていたにもかかわらず，目標を達成できたことに大きな満足感を覚えました。ハイチでのあらゆる経験を楽しんだだけでなく，自分の目標を達成するために困難を克服したことを誇りに思いました。また，自分より恵まれていない人たちを援助できたことや，ボランティアメンバーと一緒に活動できたことにとても満足していました。苦しい仕事ではありましたが，彼女はとてもやりがいのあることを成し遂げたという気持ちになりました。

気分を改善する **6**

エクササイズ

32

自分の目標を設定する

　アイーシャの目標は大きなものでした。当然，誰もが短期間でこのような大きな目標を
もつわけではありません。しかし，目標を定めてそれに到達することがさまざまな面でポ
ジティブな影響をもたらしうるということが，彼女のエピソードからもわかったと思いま
す。さて次は，あなたの番です。これから人生の目標について検討するために，下記の質
問に答えてみましょう。

　半年後のあなたは何をしているでしょうか？　感情を健全にコントロールしている，大
学に進学，就職している，旅行をしているなど，何でも結構です。

_____

_____

_____

　5年後のあなたは何をしているでしょうか？　上記の目標と重なっても構いません。す
べて下に書き出してみましょう。

_____

_____

_____

119

上記の目標に向かって，すでに取り組んでいることがあるとしたら，それは何でしょうか？　精神的に健康になるためにカウンセリングを受けている，学校で良い成績を修めるために頑張っている，良い仕事を得るためにボランティア活動をしている，などの例が挙げられます。

　上に挙げた目標を達成するために，ほかに何をすべきでしょうか？

　これらの目標のどれかに近づくため，今日できることを何か1つ挙げてみましょう。

　目標を設定する際，大きな長期目標を小さなステップに必ず分けてください。たとえば，もし目標のひとつが特定の大学に入学することであったら，ボランティア活動をする，数学の成績を上げるために週に1回家庭教師の助けを借りる，その大学についてインターネットで調べる，どうすれば入学のチャンスが高まるかを知るためにその大学に通っていた人と話をするなど，小さくて達成可能な課題に分けられると思います。大学入学は大きな目標であり，ひとつの到着点でもあります。大きな目標をより小さなステップに分割することで，目標の達成がより現実的かつ可能になります。そして，最終的な目標に圧倒されることがなくなります。

気分を改善する **6**

やる気が出ないときはどうするか

　何かできればいいと思うけれど，やる気が起きないと言う人は大勢います。これは，モチベーションに問題があります。私たちは何かをする前には必ずやる気がなくてはいけないという信念をもつことがありますが，それは間違いです。これからは「とにかくやる！」というモットーでいきましょう。実は，実際にその活動を始めるまで，やる気が起きないことは多いのです。たとえば，やる気をもって宿題をすることはどのくらいあるでしょう？やる気がなくても，あなたは（たぶん）やると思います。実際にはやる気がなかったとしても，なんとかできている事柄について考えてみましょう。朝ベッドから起き上がって学校に行く，授業漬けの長い1日の後で野球の練習に行く，放課後に個別指導を受ける，家事をする，弟や妹の面倒を見る，などの例が挙げられます。

　さて，すぐに取り組める活動となかなか取り組めない活動の違いは一体何でしょうか？私たちがなかなか取り組めないのは，「やりたい」という思いが必要だと信じているためかもしれません。宿題や家事などは，そもそも最初から「やりたい」という気持ちがあまり湧いてきません。そのため，「やりたい」という気持ちが湧いてくるのを待たず，とにかくやってみましょう。まず「やりたい」という気持ちが必要だと考えないことです！

　まずはやる気が必要だという考え方は間違っています。その活動に関してどう思うかは脇に置き，家事と同じように，とにかくその活動に取りかかってみましょう。実際に始めてみると，やる気が出てきて楽しめることに驚かされることもあります。この点に関して，リーザのエピソードを紹介します。

リーザのエピソード

　リーザは家の近くの農場に，ベアという名前の馬を飼っていました。彼女はその馬を大事にしていましたが，気分が落ち込んでいるときは農場に行く気がしませんでした。何週間もベアに会いに行けないときがあり，さらに気分が悪化していきました。ベアに会いに行くべきだと考えつづけましたが，どうしてもできませんでした。

　しかし，なんとかしてベアに会うために馬小屋に行ってみると，会うだけではなく，思いもよらずベアに乗って外に行くことまでできました。彼女とベアは一緒に楽しく過ごすことができました。ポジティブなことを成し遂げたリーザは，その日はとても良い気分でした。

　「やりたくない」という気持ちがあることに気づいたら，とにかくやってみることが大事です。活動とポジティブな出来事が増えていくことで，辛い感情が減っていくでしょう。

121

ポジティブな面を見る

　落ち込み，不安，怒りなどの感情を抱えているとき，自分の人生についてネガティブなことしか考えられなくなった経験はありませんか？　それは目隠しをしてポジティブなことが見えなくなっているようなものです。たとえ何かポジティブなことがあっても，それを過小に見て，ネガティブな状態に留まろうとするのです。たとえば，リーザがベアに会いに行った際，「たしかにベアに会えたけれど，ベアともう何週間も走っていないんだ」と考えて乗馬をためらったかもしれません。

　ポジティブな人や楽天的な人について，「世の中をバラ色のメガネを通して見る」という表現を聞いたことがあるかもしれません。実は，逆のことがネガティブな人や悲観的な人についても言えます。そういう人は，目に入るすべてのものに陰をつけてしまうサングラスをかけていると言えるでしょう。

122

気分を改善する **6**

エクササイズ

33

ポジティブなことに
焦点を当てる

気分は物の見方に大きな影響を及ぼします。幸せな気分のときは，ポジティブな物事をそのままに見ることができます。反対に，気分が落ち込んでいるときには，ネガティブな面に焦点を当ててしまいます。このエクササイズでは，あなたの気分にかかわらず，サングラスを外して人生のポジティブな面に焦点を当てていきます。

これからの2週間，次のページの表を埋めていきましょう。少なくとも1日につき1つはポジティブな出来事と，その出来事について考えたことや感じたことを書き出しましょう。誰かから親切なことを言われた（または，あなたが誰かにしてあげた！），美しい夕日を見た，良い成績を取った，太陽の下で犬と裏庭で過ごしてリラックスできたなど，どんなことも構いません。大切なのは，それが起こっているということに気づくことです。

2週間かけて表を完成させると，こうしたポジティブな出来事が起こった際に気づくことの大切さがわかると思います。

123

日　付	ポジティブな出来事	その出来事について考えたこと・感じたこと

気分を改善する **6**

感情に対してマインドフルになる

　辛いときにポジティブな出来事に気づくことを妨げるサングラスは，ポジティブな感情を抱きにくくします。ポジティブな感情はすぐに消えてしまうことがあります。特に，落ち込み，怒り，不安を感じているときは，ポジティブな感情がほんの少し現れても見逃してしまうものです。こうした機会を取り逃さないよう，気がつく訓練をすることはとても重要です。

　1日のなかで起こるポジティブな出来事に対してマインドフルになるよう自分を訓練するのも，ひとつの方法です。もしあなたがポジティブな出来事を意識すれば，それにともなうポジティブな感情にも気がつけるようになるでしょう。これまでにひどく落ち込んでいる最中に，ポジティブな感情にたまたま気づいたことはありますか？「よかった。これで落ち込みから解放される」と思うでしょうか？　もしくは「良い気分はどうせ長つづきしないから，違和感があるなぁ」などのように考えるでしょうか？

　大きな心の痛みを感じているとき，その感情をそのまま受け入れるというのは非常に難しいでしょう。辛いと感じたらそれを避けたり，押しのけたりしたくなります。逆にポジティブな感情の場合には，それにしがみついたり，なんとか長く続くようにしたりします。多くの場合，感情は取り除こうとするとつきまとい，しがみつこうとすると消えてしまうものです。状況を受け入れると苦しみが和らぐことをもう一度思い出してください。実は，感情についても同じことが言えるのです。もし不安を十分に受容することができれば，その不安は耐えられるものになり，次第に消えていくでしょう。もし満足している瞬間を十分に受容することができれば，（消えてしまうかもしれないと心配したり，しがみついたりせずに）その感情をより楽しむことができるでしょう。実際，満足感はすぐには消えないかもしれません。

125

エクササイズ

34

感情に対して
マインドフルになる

　このエクササイズは，感情の良し悪しに関係なく，自分の感情に対してマインドフルになるのに役立ちます。心地良い姿勢で座るか横になり，自分が感じていることに注目しましょう。おそらくさまざまな思考があなたの意識にのぼってくるでしょう。そして，身体的な感覚にも気づくかもしれません。何が意識にのぼってきたとしても，ただ単に注目していきましょう。評価をせずに，ただ感じ，そしてラベルを貼りましょう。たとえば，緊張していることに気づいたら，評価，解釈，分析をせずに，ただ「ドキドキしている」ということを心に留めましょう。何かに対して心配を抱えている自分に気づくかもしれません。繰り返しになりますが，評価せずに，ただそのことに気がついてラベルを貼りましょう（例「来週の試験について心配を抱えている」）。自分が感じている気持ちに気がついたら，同じことをしましょう。評価したり押しのけたり，変えようとはせずに，ただ観察していきます。そして，自分に向かって「私は不安を感じている」と言ってみましょう。あなたが感じている感情の名前を3～4回繰り返し自分に言い聞かせること（例「不安…不安…不安」）も役立つことがあります。このようにして，何もせずに，ただ感情を受け止めていきます。ここで，以前紹介した自分を尊重する練習（感情を十分に受け入れることができたら苦痛はずっと少なくなる）を思い出してもよいでしょう。このエクササイズは，辛くない感情に対しても役に立ちます。自分がそれを感じていることに気がつき，それを受け止めていきましょう（例「満足…満足…満足」と言ってみる）。

　このようにして自分の感情を受け止めていくことで，評価したり，しがみついたり，押しのけたりする癖を変えることができるでしょう。そして，今この瞬間にどんな感情があっても，それを感じていけるようになるでしょう。

気分を改善する 6

第6章まとめ

　この章では，いかにポジティブな感情を増やしていくかについて多く学びました。楽しむためのいくつもの活動や，達成感や誇りといった感情を生み出すような活動について検討もしてきました。また，やる気がないときであっても，とにかく取りかかることや，長期的・短期的な目標を設定することの大切さについても学びました。最後に，自分の感情に対してマインドフルになることの重要性（感情に対する気づきと受容が，辛い感情のつきまといを防ぎ，ポジティブな感情を消えにくくする）についても学びました。

Improving Your Relationships

chapter 7

第7章　人間関係を改善する

　人生において，人間関係はとても大切なものです。実際，それは私たちの気分に影響を及ぼします。人間関係が良好であれば幸せを感じ，逆に悪化すると気が滅入ってしまいます。私たちには，友達や家族が必要です。そして，支えてくれたり，一緒に何かをしたりする人も必要です。私たちのメンタルヘルスにとって，こうした人間関係は必要ですが，ボタンを掛け違えると非常に複雑にもなりかねません。

　この章では，あなたは十分に満足のいく人間関係をもっているか（または，終わらせたほうがよい不健全な関係がないか）を検討していきます。その後，人間関係をより良いものにするために役立ついくつかのスキルを学びます。まず最初に，人生においてなぜ人間関係が大切なのかについての例を紹介します。

ザックのエピソード

　ザックは12歳頃に学校でいじめられるようになりました。ザックは，どうしていじめが始まったのかわかりませんでしたが，よくいじめられました。以前の友達も距離を取るようになったため，ザックは学校でとても孤立していきました。そのことがショックで，彼は慢性的に落ち込み，自殺を考えるようにもなりました。

　幸い，スクールカウンセラーがザックの状況に気がつきました。そのカウンセラーはザックと定期的に会い，1人で問題を抱えずにいつでも相談室に行けばいいと教えてくれました。カウンセラーは，ザックの両親に状況を知らせ，一緒に協力してザックをサポートグループに参加させるようにしました。そして，ザックはそのサポートグループのなかで友達を作ることができました。彼は自分が受け入れられ，理解されていることを実感することができ，再び自身に対して肯定的な感情を抱けるようにもなりました。最終的に，ザックの両親の働きかけのおかげでいじめはなくなりましたが，まだ数人の子どもはザックから距離を取っていました。ただ，ザックにはほかにも友達がいて，学校の外で彼らと時間を過ごすことを楽しめるようになりました。

129

エクササイズ

35

現在の人間関係について
考える

　人間関係は，私たちの人生において非常に重要なものです。それがなければ，孤独や孤立を感じます。苦しみや成功を分かち合う人が誰もいないと，悲しみや孤立感が強くなってしまいます。

　次に示すそれぞれのカテゴリーにおいて，あなたの希望を誰が満たしているのかをよく考え，その人の名前を書き出してください。名前が重複することがあるかもしれませんが，それでも構いません。あなたにとって，どのカテゴリーに改善が必要かを理解するために，できるだけ丁寧に書き出しましょう。もし欄が足りなければ，別の用紙を使いましょう。

家族のサポート

　家族のなかで，特に親しい人（秘密を打ち明けることができる人，あなたを理解・援助してくれる人）はいますか？　実際の血縁がなくても，あなたが家族とみなす人でも構いません。

_____　_____　_____

_____　_____　_____

人間関係を改善する **7**

親しい友人

親友や信頼できる友人がいますか？ あなたを誠実に支えてくれる人はいますか？ その人は，あなたと同じ歳である必要はなく，年上でも年下でも構いません。重要なのは，あなたを大切にしてくれ，辛いときには助けてくれるかどうかです。

_____　_____　_____

_____　_____　_____

尊敬する人

敬っている人，自分の良いお手本となっている人，とても尊敬している人はいますか？ 逆に，あなたに対して協力的で，敬意を表してくれる人はいますか？ 先生，コーチ，地元のリーダー，趣味のサークル仲間などが挙げられるかもしれません。

_____　_____　_____

_____　_____　_____

付き合う人

付き合いはするけれど，個人的な話はあまりしない友人はいませんか？ 一緒にいると楽しいけれど，秘密を打ち明けるほどではない人です。

_____　_____　_____

_____　_____　_____

131

不健全な人間関係

何らかの理由で，不健全な関係だと思われる人はいますか？　たとえば，以前は良い友人だったのに，今はアルコールや薬物に依存したり，あなたが賛同できないような行動を取ったりする人です。また，あなたが親しくなりたいと思っているのに，あなたに対して親切でない人がいるかもしれません。不健全や不満足を感じる人間関係について考え，その人たちの名前を下に書き出しましょう。

_____　　_____　　_____

_____　　_____　　_____

このエクササイズはいかがでしたか？　難しかったでしょうか？（それとも，とても簡単でしたか？）　何らかの感情が湧き上がってきましたか？　それぞれのカテゴリーに書き出すことで，あなたの人間関係についてどんなことがわかるでしょうか？　たとえば，豊かな人間関係があり，満足しているでしょうか？　いずれかのカテゴリーにおいて，もっと人数が必要でしょうか？　もしかしたら付き合う人は多くいるけれど，親しい友人と言える人は少ないかもしれません。健全で満足のいく人間関係を再度作る必要があるかもしれません。この件に関して，思い当たることを何でも書き出してみましょう。

_____

_____

_____

_____

_____

_____

_____

この章の残りでは，健全な人間関係がもっと必要な人のために新しい関係を発展させる方法について紹介していきます。さらに，現在の人間関係をより健全で満足できる状態にするためのスキルも紹介します。先ほどのエクササイズで書き出したこと（人間関係における課題）を心に留めながら学んでいきましょう。

132

より多くの人間関係をもつ

　私たちは落ち込むと，他人（友人や気にかけてくれる人を含む）との交際を断ち，孤立しがちです。また，怒りを不適切に表現してしまい（例 友人に向かって暴言を吐くなど），人が自分から離れていくことに気がつくことがあるかもしれません。落ち込んでも怒っても，同じような結果になりかねません。つまり，付き合う人が少なくなって孤立してしまうのです。もし自分の周りにあまり人がいないと感じたら，どうしたらよいのでしょうか？

　まず，疎遠になってしまった友人との関係を回復できるかどうかを検討してみましょう。もしかしたら，とても親しい友人と喧嘩をしたり，あまり連絡を取らなくなったりして疎遠になっているかもしれません。もし大切な人との関係が終わってしまったことを後悔しているのであれば，連絡を取ってもよいでしょう。もしかしたら，相手はあなたにもう興味がないかもしれないし，その人との関係は以前と同様にはならないかもしれない，ということは頭に入れておいたほうがよいと思います。それでも，あなたがその関係をもう一度復活させたいと考えているならば，試してみる価値はあります。

　次に，現在の人間関係を振り返ってみて，より良いものに変えられる余地があるかどうかを考えてみましょう。この点に関して，カルロスのエピソードを紹介します。

カルロスのエピソード

　カルロスは，毎年夏にサッカーをしていました。チームの数人は同じ高校に通っており，互いに仲良くしていたものの，友達と言えるほど親しくはありませんでした。カルロスは彼らと友達になろうと決心しました。そしてある日，いつものように独りになるのではなく，カフェテリアでランチを食べている同じサッカーチームの2人を見つけ，一緒に座ってもいいかどうか尋ねてみました。それ以降，一緒にランチを食べるようになり，彼らもカルロスが一緒に食べるのを喜んでいるようでした。まもなく，家まで一緒に帰ったり，サッカー以外の共通の関心があることがわかったりもしました。徐々に，この2人の知人はカルロスの友達になっていきました。

　最後に，新しく人と知り合う方法を考えてみましょう。これは，不安を感じやすい人にとって脅威に感じるかもしれません。しかし，健全な人間関係をもつことが，ポジティブな感情を増やすためのひとつの手段だということを思い出してください。そのため，これはとても重要なことなのです。

エクササイズ

36

人間関係を充実させる

このエクササイズでは，先ほど取り上げた"より多くの人間関係をもつ"に関して3つの方法を検討していきます。まず，この点に関して，何ができるかを考えてきましょう。もう十分に友達がいると思ったとしても，このエクササイズを最後までやり通してください。友達が多すぎるということはないのですから！

疎遠になった人との関係を復活させる

まず，疎遠になってしまった人たち（何らかの理由で今では友達ではなくなってしまった人）について考えてみましょう。頭に思い浮かぶ人の名前をできるだけたくさん書き出してみましょう。

_____

_____

上の欄で挙げられた人のなかから1人を選び，その人と再び連絡を取るにはどうしたらよいかを検討してみましょう。もしその人があなたと同じ学校に通っていたり，あなたがまだその人の電話番号を知っていたりしたら簡単かもしれません。しかし，もしその人が引越してどこにいるかもわからないとしたら，どうやって連絡を取ることができるかなどを書き出しましょう（例 フェイスブックで友達申請をする）。

_____

_____

次に，その人と連絡が取れたとしたら，何を話すかを考えてみましょう。たとえば，2人の間に起こった誤解を取り除く必要があるでしょうか？　ひょっとしたら，あなたは怒りに任せて暴言を吐き，相手はうんざりしてしまったかもしれません。そのような場合，自分の怒りの問題に対して改善しようと努力していることを説明する必要があるのかもしれません。ことによると，まず相手に謝罪が必要かもしれません。もしあなたは不安が強くて人との交流を避けてきたのであれば，もうそのようなことは再び起こらないとその人に説明する必要があるかもしれません。どんなことを話すつもりかを書き出しましょう。

もちろん，次のステップは実際に連絡を取り，もう一度友達になれるかどうかを確かめることです。その人との関係は，（特に最初のうちは）以前と同じようにはいかない可能性があることは心に留めておきましょう。友情を育むには時間がかかります。辛抱強くいきましょう。

現在の人間関係をより深める

現在の人間関係のなかで，もっと関係を深めてみたいと思う相手について考えてみましょう。カルロスのように，あなたも何かスポーツをしていて，チームメイトともっと親しい友人になりたいと思っているかもしれません。または，アルバイトやボランティア活動を一緒にした人のなかに，もっと親しくなりたいと思う人がいるかもしれません。思いつく人の名前や，あなたの気持ちを書き出してみましょう。

どのようにしたらその人との関係を発展させることができるでしょうか？（例 その人と一緒に休憩時間を過ごす，一緒にランチを食べる）

人と出会う方法を見つける

ハードルがとても高いかもしれませんが，新しく人と出会うための方法について考えてみましょう。下の例以外に，あなたの考えを付け足しても構いません。

meetup.com のグループに参加する　　　　　地域の青年会に加わる

新しく部活やクラブに入る　　　　　　　　フードバンクや動物保護施設でボランティア活動をする

スペイン語講座を受講する　　　　　　　　学校でスポーツをやってみる

_____　　_____

_____　　_____

_____　　_____

　新しく人と出会うのはとても怖いと感じる人が多いと思います。しかし，人間関係は人生において必要なものだということを心に留めておいてください。もし怖くてとても1人でできそうもなければ，一緒にやってくれる人を探してみましょう。もしかしたら，あなたと同じように思っている友人が一緒に取り組んでくれるかもしれません。

　さらに，人生で人との交流が多かった時期のことを考えてみるのも役立つかもしれません。話したいときに電話をすることができた人，いつも一緒にいてくれた人，電話で気ままにおしゃべりができた人が，当時いたかもしれません。人に受け入れられている感覚，グループ（たとえそれが小さなものであっても）の一員であるという感覚，理解され，好かれているという感覚を思い出しましょう。人間は社会的な生き物です。人生には人間関係が必要です。そのため，難しいかもしれませんが，人間関係を求める気持ちを満たす方法を見つける必要があるのです。

人間関係を改善する **7**

良いコミュニケーションスキルは
どのように人間関係に役立つのか？

　この本で紹介しているスキルの多くは，健全な人間関係作りに役立ちます。たとえば，マインドフルネスなどのスキルを通して，自制心や自分への気づきが向上したかもしれません。また，感情について新しく学んだ知識（感情の意味や影響力）は，人間関係において効果があると思います。衝動的行動で危機的な状況をさらに悪化させてしまわないためのスキルを用いると，周りの人が消耗したりイライラしたりしなくなります。それはあなたの人間関係にポジティブな影響を及ぼします。ここでは，人と良いコミュニケーションを取るときに役立つ具体的なスキルを紹介していきます。これらのスキルは，人間関係を保持したり向上させたりする際に役立ちます。

　あなたは今までに，傷つき，失望，怒りなどを感じたにもかかわらず，事態を悪化させたくなくて，相手にそのことを話さなかったことはありますか？　もしかしたら，相手から逆ギレされて，友人関係が壊れるのを恐れたかもしれません。そのため，直面するのを止めて，自分の気持ちを押し込めてしまったかもしれません。もしくは，我慢するだけの価値がないと思って，あなたから相手との関係を終わらせてしまったかもしれません。適切なコミュニケーションができていないと，人間関係を悪化させる可能性があります。これからコミュニケーションのあり方について，いくつかの例を見てみましょう。

受動的

　受動的なスタイルの人は，自分の感情を表現する代わりに押し込めています。これは通常，恐れによるものです。相手を傷つけてしまったり，相手に逆ギレされてしまったりすることを心配しているのかもしれません。自分の気持ちを伝えて相手から嫌われるリスクを冒すよりも，我慢して何も言わないほうが容易に感じられると思います。これはもっともなことです。多くの人は衝突を恐れ，人間関係を壊したくないと考えます。しかしながら，受動的な態度でいると，相手があなたを傷つけ，あなたの権利を侵害することになるものです。これは，あなたが自分の気持ちを軽視することでもあります。長い目で見ると，あなた自身および相手との関係にもネガティブな影響をもたらすことになるでしょう。自分の気持ちが満たされず，次第に相手に対して怒りを感じるようになるかもしれません。これでは上手なコミュニケーションとは言えません。

攻撃的

　攻撃的なスタイルの人は，支配的な方法で自分を表現します。叫ぶ，ののしる，物を投げる，脅かすなどの行動を取るかもしれません。このような人は，相手にどのような影響を及ぼすかは考慮せず，自分のやり方を通すことに専念します。いじめっ子はこうした攻撃的なコミュニケーションをします。彼らは不当な要求を強制的・直接的にしてきます。このようなやり方でコミュニケーションをすると，相手を憤慨させ，傷つけ，怖がらせることになります。一時的には自分の思い通りになっても，そのとき相手が犠牲になってしまいます。このようなコミュニケーションのやり方は，後で代償を払うこと（罪悪感や恥を感じること）になりかねません。また，長い間失礼な態度を取られたり不当な扱いをされたりした相手は逃げていきます。

受動的な攻撃

　受動的な攻撃スタイルの人は，恐れ（囫 対立する恐れ，相手の反応に対する恐れ）のため，直接的に表現することはありません。皮肉を言ったり無視したり，部屋を去る際にドアを乱暴に閉めたりするなどで，自分の感情を微妙な方法で表現します。受動的な攻撃スタイルの人は，辛辣な言葉をあまり使いませんが，人間関係を損ねてしまいます。回りくどく，何を言いたいのかはっきりしません。何かを言っても，すぐ後に反対のことを言ったりもします（囫 映画館で"どの映画でもいいよ"と言っておきながら，相手の選択に腹を立ててずっと無口になる）。

アサーティブ

　アサーティブは，最も健全なコミュニケーションのスタイルだと言えます。アサーティブな人は，自分の考え，感情，意見をはっきりと，正直・適切に表現します。自分に対しても相手に対しても敬意を払い，互いの欲求を最大限に満たそうとします。アサーティブなコミュニケーションは，しっかりと相手の話を聞きながら交渉をするため，相手は喜んで協力するようになります。なぜなら，相手にも利益があるからです（Van Dijk, 2009）。アサーティブなコミュニケーションをすると，相手は尊敬・尊重されていると感じます。そして，相手もあなたを同様に扱ってくれるようになります。

　自分自身について肯定的な感情をもっている人は，アサーティブなコミュニケーションを取る傾向があります。自尊感情が高ければ，自分の信念や感情を表現する権利をもっていることを自覚できるでしょう。逆のことも言えます。もし意図的にアサーティブなコミュニケーションをするようになれば，人間関係全般が改善していきます。そして，自分に対して良い感情を抱くことにも役立つでしょう。

人間関係を改善する **7**

　自分のパターンを変えるには時間と練習が必要だということを覚えておいてください。したがって，もしアサーティブなコミュニケーションを行ったことがなかったら，最初は少し難しく感じるかもしれません。

エクササイズ

37

あなたの
コミュニケーションスタイル

　自分のパターンに気がつかなければ変えることはできません。あなたのコミュニケーションスタイルを知るために，次の質問を見てみましょう。自分がどのスタイルを多用しているかわかるのではないでしょうか。それぞれの質問を読んで，あなたの特徴に当てはまるものの横にチェックを入れましょう。最後に，チェックの数を合計しましょう。この作業で，あなたのコミュニケーションスタイルが明らかになるでしょう。

受動的

☐ 自分の気持ちを抑えて，相手に伝えない。

☐ 自分の気持ちを表現して怒られたり嫌われたりするのが怖い。

☐ 自分が大切にしていることについても，「構わない」「大したことではない」とよく言う。

☐ 相手を怒らせたくないため，黙って波風を立てないようにする。

☐ 他の人と違うのが嫌で，意見を合わせることが多い。

合計：＿＿＿＿＿＿＿＿

攻撃的

☐ 相手に構わず，自分のやり方を貫く。

☐ 叫ぶ，ののしるなど攻撃的になることがよくある。

140

人間関係を改善する **7**

☐ 友達が私を怖がることがよくある。

☐ 自分の欲求さえ満たされれば，他の人の欲求はどうでもよい。

☐ 自分のやり方がすべてだという態度を取っている，と指摘されたことがある。

合計：＿＿＿＿＿＿＿＿

受動的な攻撃

☐ 人に皮肉を言うことが多い。

☐ 腹を立てると，相手を無視することが多い。

☐ 本音と違うことを言うことがよくある。

☐ 自分の気持ちを言葉で表現する代わりに，攻撃的な行動（囫 ドアを乱暴に閉める）で表現することが多い。

☐ 怒られたり嫌われたりするのを恐れて，自分の気持ちを微妙な形で表現することがある。

合計：＿＿＿＿＿＿＿＿

アサーティブ

☐ 自分には意見や気持ちを表現する権利があると確信している。

☐ 誰かと意見が合わない場合でも，自分の意見や気持ちを明確かつ正直に表現することができる。

☐ 相手に敬意を払いながらコミュニケーションを取る。同時に，自分のことも尊重する。

☐ 相手の言うことに耳を傾け，相手の考えを理解しようとする姿勢を示す。

☐ 相手と意見が異なる場合，自分の欲求を満たすことにだけに集中せず，相手と話し合って折り合いをつけようとする。

合計：＿＿＿＿＿＿＿＿

さて，各スタイルのチェックの数を比較してみましょう。日頃から同じスタイルでコミュニケーションをしていることに気がつくかもしれません。または，状況や相手次第で変えていることにも気がつくかもしれません。

アサーティブになれるように取り組むためには，自分のパターンを知っておくことが重要です。もしあなたがすでにアサーティブだとしても，次に紹介するスキルをじっくり読んでいけば，ずっとアサーティブでいられるでしょう。誰に対してもつねにアサーティブでいるのはとても難しいからです。

どうしたらアサーティブな
コミュニケーションができるのか？

ここまで読んできた人は，アサーティブなコミュニケーションが人間関係において大切であることがわかったと思います。しかし，どのように実践すればよいのでしょうか？　次に示すガイドラインが役に立つでしょう。

自分の望むことをはっきりさせる

アサーティブネスとは，誰かに何かをお願いすることでもあります。たとえば，父親にショッピングセンターまで車に乗せていってほしいと頼んだり，ある課題について先生に助けを求めたり，友達を週末の映画に誘うなどです。アサーティブネスとはまた，他人の要求に対してノーと言うことでもあります。たとえば，お金を貸したままにしている友人から再度お金を借してほしいと頼まれても，きっぱり断ります。アサーティブなコミュニケーションのためにまず必要なことは，その状況において自分が望むことをはっきり決めることです。

自分が何を望むのかを決めたら，はっきりと，正直に，そして具体的に伝えましょう。たとえば，相手のしたことであなたが傷ついたり，腹が立ったりしたら，相手がしたこと，あなたが感じたことを具体的に伝えましょう。このとき，まずあなたの気持ちを詳しく述べるようにしましょう。たとえば，①「あなたがこう言ったから私は傷ついた」ではなく，②「私が傷ついたのはあなたがこう言ったからです」と伝えましょう。あまり違いがないように感じますが，①は相手を責めているように聞こえ，②は自分の気持ちに対して責任があるように聞こえます。

自分の気持ちに対して責任があるということは，とても重要な考え方です。あなたは相手が感じたことに対して非があると責められたくないでしょうし，あなたも自分の感じたことについて相手に非があると責めたくはないでしょう。このことをより理解するために次の例を見てみましょう。

142

人間関係を改善する **7**

マルガリータのエピソード

　春休みの間，マルガリータは寄宿学校（全寮制学校）から地元に戻っていました。彼女はほんの短い間，帰省するつもりでいました。普段から家族や友人に会う機会が少ないため，この期間にできるだけ多くの人に会いたいと思っていました。マルガリータは姉や家族とまず2日間過ごし，学校に戻る前に再度2日間滞在すると約束していました。しかしその日が近づくと，まだ会えていない友達が数人いたため，マルガリータは実家に帰らないと決め，そのことをメールで姉に伝えました。しかし，姉以外にもしばらく会っていない姪や甥もマルガリータに会えないためひどくがっかりしていると返信が来ました。

　マルガリータの決断が姉を悲しませがっかりさせたとしても，姉の気持ちに責任をもつ必要も，決断を無理に変える必要もありません。ただし，マルガリータにとって，その状況で友人と会うよりも，姉や甥姪と会うほうが重要であったなら，もちろん決断を変えてもよいでしょう。

　ここで大切な点は，他の人はつねにあなたの選択に同意するわけではないし，相手がどう感じるかは，あなたではなく相手の責任であるということです。そして，他人の反応によって，あなたの決断をいちいち変える義務は必ずしもないということです。

マインドフルに聴く

　アサーティブであるとは，自分の欲求を満たすことだけではないと覚えておいてください。相手と自分の双方が満足できるよう，相手の欲求も尊重していきます。そのためには，相手が何を望んでいるのかを知ることが重要です。人が話をしているときは，その人に注意を払い，絶対に何か別のことをしないようにしましょう。たとえば，スマホや携帯電話のメールをチェックしたり窓の外を眺めたりすると，相手は注意が散漫になっていると感じてしまいます。そして，何を言ってもいいと相手は思ってしまうかもしれません。そうならないために，マインドフル（十分注意を払い，心が逸れたと気づいたら今この瞬間に戻す）に相手の話を聴きましょう。

断定（批判）しない

　第4章では，辛い感情を減らすために，断定（批判）しないことの重要性を検討してきました。このスキルは，人間関係についても非常に役に立ちます。相手から断定（批判）されるとどんな嫌な気持ちになるか，あなたはわかると思います。そのため，自分がされたいと思うやり方で相手とも話すようにしましょう。非難や断定をせず，その状況における事実および自分の気持ちからブレないようにしましょう。

143

相手を尊重する

　同じく第4章で扱った"自分を尊重する"スキルを覚えているでしょうか？　自分を尊重することが辛い感情をいかに軽減させるかについて検討しました。実は，相手を尊重することも，効果的なコミュニケーションにおいて役立ちます。相手が言っている内容をしっかり理解していることを示すために，時々要約して相手に返しましょう。正確に理解するために必要であれば，質問をしましょう。たとえ同意できない内容だとしても，相手の主張は自分にとって大切であることを伝えましょう。人から尊重された（理解されたり聞いてもらったりしたと感じられた）経験が，誰にでも多少はあると思います。友人を尊重すれば，人間関係を好転させることになります。

自分の価値観や道徳観に従って行動する

　人に対してアサーティブになるときには，自分の価値観や道徳観を明確にし，そこからブレないようにすることが重要です（Linehan, 1993）。もしあなたの信念に反することを要求されたら，仮に求めに応じたとしても良い気はしないでしょう。たとえば，友人が今週パーティーに行きたくてあなたの家に泊まると両親に嘘をつくため，もし友人の両親から電話があったら口裏を合わせてほしいと頼まれたとします。もしあなたの道徳観に反して同意してしまうと，あなたは自分やその友人に対して良い感情がもてなくなってしまうでしょう。

　言い訳をしないということも大事です。たとえば，したくないことを頼まれて，言い訳をして誤魔化したいという衝動に駆られたことはありませんか？　ただ単にしたくないからと正直に言って断わるのは，まったく問題ありません！　相手が求めていることをアサーティブにはっきり断れば，あなたの自尊心は増すでしょう（Van Dijk, 2009）。もちろん，その人間関係を損なわないようなバランス感覚も必要です。友人の両親に嘘をつくのは気が進まないと伝えることと，友人の両親が好きではないから友人の家に行きたくないと伝えることは別です！　もし本当のことを言ってしまうと相手が傷ついてしまうようであれば，"悪意のない嘘"をついてもよいかもしれません。しかし，悪意がないからといって，繰り返し嘘をつかないようにしましょう。自分の自尊心に悪影響をもたらさないためにも。

人間関係を改善する **7**

謝り過ぎない

　自尊心に関する最後のポイントは，頻繁に謝らないようにすることです。私たちは，自分の責任ではないことについても謝りたい衝動に駆られがちです。謝罪することは責任や責めを負うことを意味し，自分が間違っているという気持ちにさせ，そのことを相手にも示すことになります。そのうち，本当は責任のないことまで責任を負ってしまうと，最終的に自尊心を低下させてしまいます。そのため，謝るのは本当に必要があるときだけにしましょう！（Linehan, 1993）

エクササイズ

38

アサーティブネス・スキルを
振り返る

　ここまで，アサーティブになるためにいくつか具体的なテクニックを紹介してきましたが，あなたがすでにどのスキルを用いているか，そしてどのスキルについて今後取り組む必要があるのかについて検討してきましょう。次に示すのは，これまで紹介してきたスキルのリストです。それぞれのスキルについてあなたはどのようにしているか（例 そのテクニックを頻繁に用いているか，どのような状況や相手において用いるのが難しいのか）を空欄に書き留めましょう。

自分の希望をはっきりさせる：自分の意見や感情を，はっきりと正直に表現していますか？

_____

_____

マインドフルに聴く：ほかのことをすべて脇に置いて，話をしている相手に集中していますか？

_____

_____

146

人間関係を改善する 7

断定的（批判的）にならない：断定や批判から距離を置き，事実と自分の感情に従っていますか？

_____

_____

相手を尊重する：自分がしっかり理解しているのを確認するために，相手が言っていることを要約したり質問したりしていますか？

_____

_____

自分の価値観や道徳観に従って振る舞う：自分の価値観や道徳観に反する要求に対してノーと言えていますか？　言い訳を避け，正直でいることを心がけていますか？

_____

_____

謝り過ぎない：自分のせいではないことについても，頻繁に謝っていませんか？

_____

_____

人間関係のバランスを見つける

　人間関係にはギブ＆テイクのバランスが必要です。ここまで，コミュニケーションのあり方およびコミュニケーションスキルの改善について多くのことを検討してきましたが，最後にとても重要な点（コミュニケーションのバランスを見つける）について考えていきたいと思います。

優先事項vs責任事項

　バランスを取るというのは，一体どういうことでしょうか？　第6章では，楽しさ，リラックス，充実感を得られる活動をすることの重要性について検討しました。これらを，あなたの優先事項として考えてください。なぜなら，あなたにとって意味のあることだからです。たとえば，スペイン語を学ぶことは面白くないかもしれませんが，将来旅をしたり海外で職を得たりするために役立つかもしれません。

　もちろん，責任も大切です。学校に通う，宿題をする，家事の手伝いをするなどを期待されているかもしれません。必要とされているとか充実しているという感覚を得るためには，責任を果たすことが大事です。私たちは時々自分が任された責任について文句を言ってしまいますが，それなしでは生きていくことはできないでしょう（Linehan, 1993）。

　また，優先事項と責任事項が重なることもあるかもしれません。たとえば，学校に行くことはひとつの責任です。ある年齢まで学校に行くことは法律で明記されていますし，あなたの両親もそれを強く願っているでしょう。人によっては学校が好きな場合や，夢（例　大学に進学してパイロットになる）を叶えるため学校に我慢しながら通っている場合もあるかもしれません。このような場合，学校に通うことは責任事項にも優先事項にもなりえます。この点に関して，犬の散歩の例を紹介します。もしあなたの家で犬を飼っており，犬の散歩はあなたの役目としましょう。ここであなたが犬と散歩することを心から楽しんでいるのであれば，あなたにとって責任事項であり優先事項だということになります。このように健康的な生活には，楽しさと責任の**バランス**がともなうのです。

　他人と優先事項が異なったりすると，人間関係上の問題にぶつかることがあります（Linehan, 1993）。たとえば，母親が今週の火曜日は仕事で帰宅が遅くなるため，あなたが妹を通学バスのバス停まで迎えに行かなければならないと伝えたとします。ですが，その日あなたにはチアリーディングのオーディションの予定があります。このような状況は，アサーティブネス・スキルを用いる絶好の機会です。母親に向かってわめいても，うまくいかないでしょう。うなずいて涙を隠したりドアを乱暴に閉めたりするのもよくないでしょう。まず，その状況における事実と自分がどう感じているかをはっきりと正直に母親に伝えます。そのうえで，あなたの要求と折り合う解決策を話し合えるかどうかを考えます。

人間関係を改善する **7**

エクササイズ
39

アサーティブネスの練習

　さて，これらアサーティブネス・スキルの実践を検討していきましょう。過去にこのスキルを使うことができたときの状況を思い浮かべてみましょう。あなたの優先事項と相手のそれが相容れなかったときのことを思い浮かべてもよいでしょう。そのときの状況について詳細に書き出しましょう。たとえば，誰が関係していて，何が問題だったのでしょうか？

_____

_____

その状況において，あなたは実際に何と言いましたか？　そして，その結果はどうでしたか？

_____

_____

あなたや相手にとってより良い結果をもたらすために，もっと別のやり方・言い方はありましたか？

_____

_____

将来起こりうる状況についても考えてみましょう。たとえば，やりたくないことを誰か
に頼まれるかもしれません。または，両親の許可が必要なパーティーが近々あるかもしれ
ません。下の欄に書き出してみましょう。

_____

_____

この状況において，どうやってアサーティブに対処することができるでしょうか？

_____

_____

実際に上記のやりとりをした後で，あなたがしたことについてメモを残しておきましょう。
その状況でアサーティブに振る舞えましたか？　結果はどうでしたか？　その結果にあな
たは満足していますか？　より良い結果となるために，もっと別のやり方を考えることは
できますか？

_____

_____

_____

_____

第7章まとめ

　この章では，人間関係において役立つ多くの情報を紹介してきました。なぜ人間関係が
重要かつ必要であるかについて学びました。また，人間関係を豊かにするのに役立ついく
つかのヒントについても学びました。さらに，効果的なコミュニケーションがいかに人間
関係を改善させうるかについても学び，さまざまなコミュニケーションのスタイルとアサー
ティブになるための方法について検討しました。

　人間関係は，私たちの感情に大きく影響します。そのため，健康的な人たちと関わりを
もつことは重要であるということを心に留めておいてください。この本も終わりに近づい
てきました。最後まで，これらのスキルについてしっかりと取り組んでいきましょう。

150

Putting It All Together   chapter 8

第8章 | まとめ
これまで学んできたこと

　第7章まで，辛い感情を軽減し，感情をより効果的に扱うためのさまざまなスキルを学んできました。これらのスキルを実際にやってみて，何か変化があったかもしれません。スキルの実践を長く続ければ続けるほど，よりポジティブな変化が得られるでしょう。この章では，まずここまでの振り返りをします。そして，今後何を目指せばいいのか検討したうえで，最後のスキルを紹介します。

エクササイズ

40

自己評価

　次に示すのは，この本の序文であなたが取り組んだのと同じ自己評価です。もう一度時間を取って下記のチェックを行い，新しく学んだスキルによって何が変わってきたか考えてみましょう。

マインドフルネスが必要な人

☐ あまり考えずに行動や発言をして，後悔することがよくある。

☐ 自分の好みや意見，そして自分自身のことがよくわかっていない。

☐ 人と違うことを避けようとして，自分の意見を曲げてでも他人の意見に同調することがよくある。

☐ 訳もなく不機嫌になったり，イライラしたりすることがよくある。

☐ 自分や他人に不満をもつことがよくある。

☐ 不快なことはできるだけ避けようとする。

☐ 「こんなはずじゃない」「不公平だ」「それは間違っている」などの言葉をよく使う。

感情調整が必要な人

☐ 必要以上に眠る，頻繁に友人と騒ぐ，ゲームに没頭するなどして，自分の感情と向き合うのを避ける。

☐ 感情に向き合うのが怖くて，なんとか避けようとする。

152

まとめ 8

- [ ] 人生をネガティブに考えがちである。
- [ ] 現在，定期的に楽しめる活動がない。日頃から活動的ではない。
- [ ] 短期的または長期的な目標がない。1年後・2年後・5年後に自分はどうしていたいのかを考えないようにしている。
- [ ] これまでの人生で，楽しい出来事や状況があまりなかった。

心の痛み耐性が必要な人

- [ ] 過去のネガティブなことについて，くよくよ考える癖がある。
- [ ] 過去を悔やんだり将来を心配したりして，辛くなることがよくある。
- [ ] リラックスしたり楽しんだりする時間がなく，自分の欲求を無視しがちである。
- [ ] 困難に直面した際，アルコールや薬物に頼ったり周りの人に暴言を吐いたりして，状況を悪化させることがよくある。
- [ ] 辛い感情に巻き込まれて不適切な行動をするため，友人を失ったり家族に迷惑をかけたりすることがよくある。

対人有効性が必要な人

- [ ] 自分は相手より多くギブ（もしくはテイク）していると感じることが多い。
- [ ] 誰かに利用されていると感じることが多い。
- [ ] 関係がこじれると，修復しようとせずに関係を終わらせてしまうことが多い。
- [ ] 自分の心の準備ができる前に，相手から関係を終わらせてしまうことがよくある。
- [ ] 自己主張をほとんどせず，相手に合わせることが多い。
- [ ] 自分の意見を押しつけたり攻撃的になったりしやすい。
- [ ] 何かに依存している人，警察沙汰を起こす人，自分を傷つけるような人と付き合うことが多い。

前回と今回のチェックを比べてみてください。何か違いに気がつきましたか？　この本の初めで明確にした目標のうちのどれかに取り組みはじめましたか？　自分の人生にポジティブな変化をもたらすことができたかどうか点数をつけてみましょう。

0	1	2	3	4	5	6	7	8	9	10

変化なし　　　　　　　　　　　　　中程度　　　　　　　　　　　　大きな変化

　　気づいた変化を下に書き出しましょう。

_____

_____

_____

　　ひょっとしたら，あなたは何の変化も感じられなかったかもしれません。その場合は，どうしてそう思うのかを考えてみましょう。スキルを用いる妨げとなることがありましたか？　実際にスキルを用いても，何の変化も得られなかったのでしょうか？　これらの点について下に書き出してみましょう。

_____

_____

_____

　　これから，ほかにどんなやり方ができるかについても検討してみましょう。たとえば，もう一度最初からこの本を読む（ゆっくりと読み進める，もっとスキルを練習する）必要があるかもしれません。人によっては練習をあまりしないままこの本を読み飛ばして，スキルを修得できないまま終わってしまったかもしれません。この本を性急に読み飛ばしてしまうと，スキルの数に圧倒されるだけで終わってしまうかもしれません。一歩一歩進んでいきましょう。たとえ1つのスキルに2〜3カ月を費やしたとしても，それは健全な変化を起こすために必要だと考えてください。

　　読者のなかに，学習障害，注意欠陥障害，注意欠陥・多動性障害などの問題を抱えている人もいるかもしれません。もしあなたがそうであれば，勉強のサポートを受けるのと同じように，信頼できる人に"個人レッスン"を頼んでみましょう。夏休みの期間中に取り組んでみると，集中してこの本に取り組めるかもしれません。肝心なのは，自分がこうし

たスキルを学んでいくために必要なことはすべて行い，これらのスキルを自分のものにするということです。自分のすべきことは何かを考える時間を少し取って，下の欄に書きましょう。取りかかりやすくするためにいくつか例を挙げました。

- この本の最初に戻って，自分の目標は何かを真剣に考え，それを書き出す。これらの目標のために最も役立つスキルに焦点を合わせる。

- スキルを忘れないように，リマインダーを作成する（付箋や携帯電話のメモを使う）。

- 特定のスキルについて，両親と一緒にこの本を読みながら取り組む。すると，スキルについて話し合うことができ，練習することを両親に思い出させてもらうこともできる。

- _____

- _____

- _____

- _____

- _____

オープンマインドを保つ

　もうひとつ，あなたが変わろうとするのを邪魔するものがあります。それは変化の可能性を自分で閉ざしてしまうことです。誰にもこうした経験（例 役立つことがわかっているが，面倒なのでしない）があります。これまで，多くのエネルギーがいるような気がする，時間がない，疲れている，ほかにすることが山ほどある，などの言い訳をたくさんしてきたかもしれません。こうした言い訳にとらわれないようにすれば，それらは自然に消えていくかもしれません。

　問題は，言い訳が消えず，事態が悪化してしまうときです。もし変化の可能性を閉ざしてしまったら，あなたは**強情**な人になってしまうかもしれません（May, 1982）。可能性，変化，友人，家族，世界から自分を閉ざしてしまい，自分の殻に閉じこもってしまいます。強情とは，諦めること，やる気をなくすこと，そして自分のために何かをしようとしないことです。

　強情の反対は，意欲的であることです。意欲的であるとは，変化や可能性に対して自分を開くということです。腕を広げて「オーケー，やってみよう」と言い，ベストを尽くす

155

ということです。それは，世界に対して「イエス」と言うようなものです。

　リネハン博士（1993）は，この点を説明するのにトランプゲームを例に出しています。トランプゲームでは，配られたカードで勝負をしなければなりません。もしあなたが強情だとしたら「もういい」「やめる」「どうなろうと構わない」などと言って，ゲームを放棄するでしょう。一方，もしあなたが意欲的であれば，持ち札がベストでないかもしれないと認めたうえで，最善を尽くすことでしょう。

強情さをどうしたらよいか

　では，自分が強情だと感じているときはどうしたらいいのでしょうか？　自分で可能性を閉ざして人生を良い方向に変える試みをしないでいる自分に気がついたら，どうしたらいいのでしょう？　まず，そういう自分を認めて受け入れましょう。そういうことが起こっているということに注目し，そして自分に向かって「ちょっと待って。たった今私は強情になっている」と話しかけましょう。そして，意欲的になれるよう最善を尽くしましょう。この本を取り出し，役立ちそうなスキルを探してみましょう。もし今あなたが危機的な状況に直面していたら，危機回避プランを取り出してそれに従いましょう。

まとめ **8**

エクササイズ
41
強情なときと意欲的なとき

　何が起こっているのか気がつかないと何も変えることはできない，ということは前に触れました。このエクササイズでは，強情になっているとき，または意欲的になっているとき，あなたがどう考え，感じ，行動しているかについて考えるきっかけとなるでしょう。

強情なとき

　あなたが強情になっていたときのことを考えてみましょう（今後，強情になった後にこのエクササイズに戻ってきても結構です）。その経験について下に書き出しましょう。そのとき，どのような考えを抱きましたか？（例 あきらめ，トライしない）　どのような感情が生じましたか？（例 怒り，イライラ，苦しみ）　そのとき，どのように振る舞いましたか？（例 他人に向かってわめく，罵る，自殺すると脅す，アルコール・薬物などを使って逃避する，自分を傷つける）

_____

_____

_____

_____

_____

_____

_____

157

意欲的なとき

　さてここで，自分が意欲的だったときのことや，難しい状況において最善を尽くしたときのことを考えてみましょう。その経験について下に書き出しましょう。どのような考えを抱きましたか？（例「難しいけれど，とにかく努力をつづけよう」という自分を元気づけたり自分を尊重したりするような考え）　どのような感情があなたに生じましたか？（ヒント困難が過ぎ去ったわけではないものの，挑戦したことに対して自分を頼もしく誇りに感じたかもしれません）　そのとき，どのように振る舞いましたか？（誰かに助けを頼んだり学んだ対処スキルを用いたりなど，健全かつ有効な行動でしょう）

第8章まとめ

　意欲的であることは，人生をより良くしていくためのとても重要な要素です。どんなに本を読んでも，どんなにカウンセリングを受けても，自分の強情さに気づいて手放し，意欲的にならない限り，あなたの人生は何も変わりません。「馬を水辺まで連れては行けるが，水を飲ませることまではできない」ということわざを聞いたことがあるかもしれません。あなたは有効なスキルを学びましたが，誰もあなたにスキルを練習させることはできません。できるのはあなただけです。では，あなたは意欲的に取り組めるでしょうか？

● 答え

●エクササイズ2

1. マインドフル
2. マインドフルではない
3. マインドフルではない
4. マインドフル
5. マインドフルではない
6. マインドフル

●エクササイズ8

1. 怒り――カイラはメアリーに，あまり厳しく批判しないでほしいと伝える。
2. 不安――ジョシュアはエミリーに，音信不通になってしまうのではないかという懸念を話す。
3. 悲しみ――意見の食い違いについて折り合いが付くかどうかについて2人で話し合う。
4. 罪悪感――マットは母親に，彼女の携帯電話を勝手に使用したことを謝罪し，その結果を受け入れる。

●エクササイズ9

1. 思考
2. 感情
3. 思考
4. 行動
5. 行動
6. 思考
7. 感情
8. 行動
9. 感情
10. 行動
11. 思考
12. 感情

●エクササイズ12

1. 賢い心
2. 理性的な心
3. 感情的な心
4. 賢い心
5. 理性的な心
6. 感情的な心

●エクササイズ17

1. 断定
2. 断定
3. 断定
4. 非断定的
5. 非断定的
6. 断定
7. 非断定的
8. 非断定的
9. 断定
10. 非断定的

◉ さらに学びたい人のための文献リスト

●うつに関する文献

Copeland, Mary Ellen, and Stuart Copans. 2002. Recovering from Depression : A Workbook for Teens. Baltimore : Brooks Publishing.

Schab, Lisa. 2008. Beyond the Blues : A Workbook to Help Teens Overcome Depression. Oakland, CA : New Harbinger Publications.

Wilde, Jerry. 2007. Hot Stuff to Help Kids Cheer Up : The Depression and Self-Esteem Workbook. Naperville, IL : Sourcebooks.

●双極性障害に関する文献

Van Dijk, Sheri. 2009. The Dialectical Behavior Therapy Skills Workbook for Bipolar Disorder : Using DBT to Regain Control of Your Emotions and Your Life. Oakland, CA : New Harbinger Publications.

Van Dijk, Sheri, and Karma Guindon. 2010. The Bipolar Workbook for Teens : DBT Skills to Help You Control Mood Swings. Oakland, CA : New Harbinger Publications.

●不安に関する文献

Anthony, Martin, and Richard Swinson. 2000. The Shyness and Social Anxiety Workbook : Proven Techniques for Overcoming Your Fears. Oakland, CA : New Harbinger Publications.

Burns, David D. 2007. When Panic Attacks : The New, Drug-Free Anxiety Therapy That Can Change Your Life. New York : Broadway Books.

Schab, Lisa. 2008. The Anxiety Workbook for Teens : Activities to Help You Deal with Anxiety and Worry. Oakland, CA : New Harbinger Publications.

●怒りに関する文献

Lohmann, Raychelle. 2009. The Anger Workbook for Teens : Activities to Help You Deal with Anger and Frustration. Oakland, CA : New Harbinger Publications.

●自尊感情とアサーションに関する文献

Paterson, Randy J. 2000. The Assertiveness Workbook : How to Express Your Ideas and Stand Up for Yourself at Work and in Relationships. Oakland, CA : New Harbinger Publications.

●マインドフルネスに関する文献

Brantley, Mary, and Tesilya Hanauer. 2008. The Gift of Loving-Kindness : 100 Meditations on Compassion, Generosity, and Forgiveness. Oakland, CA : New Harbinger Publications.

Germer, Christopher. 2009. The Mindful Path to Self-Compassion. New York : The Guilford Press.

Hanh, Thich Nhat. 1991. Peace Is Every Step : The Path of Mindfulness in Everyday Life. New York : Bantam Books.

Johnson, Spencer. 1992. The Precious Present. New York : Doubleday.

Williams, Mark, John Teasdale, Zindel Segal, and Jon Kabat-Zinn. 2007. The Mindful Way Through Depression. New York : The Guilford Press.（越川房子，黒澤麻美 訳（2012）うつのためのマインドフルネス実践――慢性的な不幸感からの解放．星和書店）

●その他の文献

Shapiro, Lawrence. 2008. Stopping the Pain : A Workbook for Teens Who Cut and Self-Injure. Oakland, CA : New Harbinger.

Shearrin Karres, Erika. 2004. Mean Chicks, Cliques, and Dirty Tricks. Avon, MA : Adams Media.

● 参考文献

Brantley, Mary, and Tesilya Hanauer. 2008. The Gift of Loving-Kindness : 100 Meditations on Compassion, Generosity, and Forgiveness. Oakland, CA : New Harbinger Publications.

Linehan, Marsha. 1993. Cognitive-Behavioral Treatment of Borderline Personality Disorder. New York : The Guilford Press.（大野裕 監訳（2007）境界性パーソナリティ障害の弁証法的行動療法——DBTによるBPDの治療．誠信書房）

May, Gerald. 1982. Will and Spirit. New York : HarperCollins Publishers.

Van Dijk, Sheri. 2009. The Dialectical Behavior Therapy Skills Workbook for Bipolar Disorder : Using DBT to Regain Control of Your Emotions and Your Life. Oakland, CA : New Harbinger Publications.

監訳者あとがき

　近年，マインドフルネス（Mindfulness）を用いたさまざまな心理療法が開発され，臨床現場で効果が示されてきている。本書で扱っている弁証法的行動療法（Dialectical Behavior Therapy：DBT）もマインドフルネスを用いた心理療法のひとつであり，治療が難しいとされてきた境界性パーソナリティ障害（Borderline Personality Disorder：BPD）に対する効果が示されてきている。本書は，このDBTをティーンに適用している点が興味深い。なぜなら，程度の差はあれ，DBTの患者もティーンも，対人関係，自己像，感情が不安定になりやすく，衝動性のコントロールが難しいからである。現在，欧米では治療よりも予防に重点が置かれるようになり，マインドフルネスが教育現場に積極的に導入されている。本書も臨床現場で用いられている技法を教育現場で活用しやすいように工夫されている。本書では，マインドフルネス（自己理解を深め，さまざまな状況において感情や行動をコントロールするスキル），感情調整（自分の感情を上手に扱うための重要な情報を知り，人生においてポジティブな感情を増やすスキル），心の痛み耐性（衝動的な行動で事態を悪化させずに，困難を乗り越えるスキル），対人有効性（健康的な人間関係を形成・維持していくスキル）の4領域のスキルを獲得するために，41ものエクササイズが示されている。本書はワークブックの形式のため，これらのスキルを書き込みながら無理なく学ぶことができる。もし本書に掲載されているエクササイズのすべて（またはいくつか）が教育現場で上手に紹介されたら，恩恵を受けるティーンが必ず出てくると確信している。精神的にも身体的にも変化が激しく，自分自身を受け容れる作業に膨大なエネルギーを使い，孤立しがちなティーン，まさに疾風怒濤の真っ直中にいる彼らに本書が何らかの助けになることを期待している。また，彼らを教育現場でサポートしているスクールカウンセラーや教員にも本書が読まれることを願っている。

　最後になるが，本書を訳した間藤萌氏，企画から出版に至るまで多大なご協力をいただいた金剛出版編集部の藤井裕二氏に感謝したい。

名古屋経済大学人間生活科学研究科・人間生活科学部
名古屋経済大学マインドフルネスセンター

家接哲次

著者紹介

シェリ・ヴァン・ダイク | *Sheri Van Dijk*

メンタルヘルスセラピスト。カナダのオンタリオ州ニューマーケットにおいて，個人開業しながら，サウスレイク医療センターでも勤務している。著書に"The Dialectical Behavior Therapy Skills Workbook for Bipolar Disorder"，共著に"The Bipolar Workbook for Teens"がある。個人サイトはwww.sherivandijk.comである。

監訳者略歴

家接哲次 | いえつぐ てつじ

名古屋経済大学大学院人間生活科学研究科・人間生活科学部教授。名古屋経済大学マインドフルネスセンター所長。名古屋市立大学医学研究科修了。博士（医学）。Oxford大学（Department of Psychiatry）アカデミックビジター（2013～2014年）。Oxford Mindfulness Centre認定MBCTインストラクター。Mindfulness Network登録スーパーバイザー。

訳書に，レベッカ・クレーン『30のキーポイントで学ぶ マインドフルネス認知療法──理論と実践』（訳・創元社［2010年］），ボブ・スタール＋エリシャ・ゴールドスタイン『マインドフルネス・ストレス低減法ワークブック』（訳・金剛出版［2013年］）がある。

訳者略歴

間藤 萌 | まとう もえ

翻訳家。

ティーンのための
マインドフルネス・ワークブック

2018年5月15日　印刷
2018年5月25日　発行

著　者 ——— シェリ・ヴァン・ダイク
監訳者 ——— 家接哲次
訳　者 ——— 間藤 萌

発行者 ——— 立石正信
発行所 ——— 株式会社 金剛出版
　　　　　　〒112-0005 東京都文京区水道1-5-16
　　　　　　電話 03-3815-6661　振替 00120-6-34848

装丁◉戸塚泰雄(nu)　　組版◉石倉康次　　印刷・製本◉シナノ印刷
ISBN978-4-7724-1620-7 C3011　　©2018 Printed in Japan

好評既刊

マインドフルネス・ストレス低減法ワークブック

ボブ・スタール／エリシャ・ゴールドステイン 著

家接哲次 訳

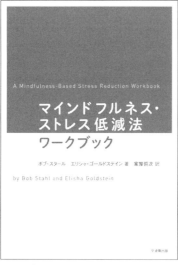

B5判｜並製｜240頁｜本体2,900円＋税

●おもな目次
第 1 章　マインドフルネスとは？
第 2 章　マインドフルネスと心身のつながり
第 3 章　マインドフルネス瞑想の仕方
第 4 章　マインドフルネスはどのようにストレスを低減させるのか？
第 5 章　身体のマインドフルネス
第 6 章　練習を深める
第 7 章　不安とストレスのための瞑想
第 8 章　慈悲の瞑想で恐れを変容させる
第 9 章　人間関係へのマインドフルネス
第10章　健康的な生活
　　　　──マインドフルな食事・運動・休息・つながり
第11章　練習を続ける

A Mindfulness-Based Stress Reduction Workbook

ヨーガと呼吸法による瞑想体験セルフケア・レッスン！

ストレスをあるがままに受け止める心と体の使い方，
流れゆくままの日々を生きるライフスタイルを身につけよう！